님께

드림

의료기관 인증평가 실무매뉴얼

첫째판 1쇄 인쇄 | 2023년 8월 10일
1쇄 발행 | 2023년 8월 15일

지 은 이 | 이유경
발 행 인 | 모형중
편 집 인 | 모형중
북디자인 | 김미진

발 행 처 | 포널스출판사
등 록 | 제2017-000021호

본 사 | 서울시 강북구 노해로8길 22 3층
강북지점 | 서울시 강북구 삼양로 104 1층
전 화 | 02-905-9671 Fax. 02-905-9670

포널스 FORNURSE
www.fornursebook.com

도서 반품과 파본 교환은 본사로 문의하시기 바랍니다.
검인은 지은이와의 합의로 생략합니다.

ISBN : 979-11-6627-438-1 93510
정 가 : 25,000원

The Comprehensive Accreditation

이유경 지음

의료기관 인증평가 실무매뉴얼

의료 질 관리 치트키

Manual for Medical Institutions

FORNURSE

프롤로그

의료기관인증평가 책임자와 실무진에게 가장 필요한 것들이 무엇인가를 묻는다면 리더십, 소통, 협업이라고 말할 수 있다. 이 책은 그 이야기를 시작하는 첫 번째 책으로 처음 의료기관인증평가 업무를 담당했을 때의 막막했던 시간을 조금이나마 해결하고자 한 기록에서 시작되었다.

'국내 의료기관 평가'는 1963년 처음 시작되어 1980년대에 비로소 체계가 잡히기 시작했고, 2010년 보건복지부가 인증의 객관성을 확보하기 위해 인증평가 전담 기관인 의료기관 평가인증원을 설립 후 2012년 국제 의료질 관리 학회(ISQua) 인증기준 국제 인증을 획득하면서 국제적인 수준을 갖추게 되었다.

‘의료 서비스의 품질 향상과 환자안전’을 핵심으로, 기본 가치체계, 환자 진료체계, 조직관리 체계, 성과관리 체계의 4가지 영역에서 의료기관의 자발적이고 지속적인 노력을 유도하여 의료 소비자에게 양질의 의료 서비스를 제공하기 위한 제도이며, 인증기준과 관련된 의료 서비스를 제공하는 의료기관 내 모든 직원과 자원을 대상으로 수행되는 평가과정이다.

그렇다면 의료기관인증평가를 통해 얻어지는 성과는 무엇일까?

첫째, 기본가치 측면! 인증 준비를 위한 유인물과 포스터 제작, 직원 교육 등의 다양한 안전보장 활동으로 인해 의료기관의 지출이 발생되지만, 그 결과는 지속적인 질 향상과 함께 환자가 안전하게 진료를 받을 수 있는 의료기관으로 거듭 난다고 할 수 있다.

둘째, 환자 진료 측면! 표준화된 업무 매뉴얼을 제작하여 구성원들의 업무 수행도가 높아지며, 다양한 교육을 제공받아 의료 지식 및 개인 역량도 향상될 수 있다. 이를 통해 의료진의 설명력 강화와 함께 환자가 마땅히 받아야 할 권리가 제공되므로 그 결과 의료 서비스의 품질이 향상되어 의료소비자의 만족도가 향상될 수 있다. 최종적으로 진료전달 체계를 원활히 하는 결과를 가져오며 전반적인 환자 진료체계의 질을 향상시킬 수 있는 것이다.

셋째, 조직관리 측면! 평가 준비를 통해 병원 전 구역이 안전하고 깨끗한 환경이 되는 것은 기본이고, 인증 규정과 관련된 법규에 맞게 시설을 개·보수함으로써 안전한 시설과 감염관리에 적합한 환경 관리가 가능해진다. 또한, 경영 및 조직운영, 인적자원관리, 의무 기록 관리를 점검함으로써 환자 지원 시스템을 효과적으로 운영할 수 있게 된다.

넷째, 성과관리 측면! 직원 모두가 경영진에서 요구하는 전략목표와 성과목표를 이해하고, 왜 인증평가가 중요한 것인지 인지하여 다 함께 발전할 수 있는 계기가 된다.

이렇듯 의료기관인증평가는 환자안전 문화가 정착되게 하고, 조직문화를 긍정적으로 개선하여 고객에게 신뢰받는 의료기관이 되는 결과를 가져올 수 있다.

필자는 삼성그룹을 거쳐 200병상 규모의 종합병원 QI 실에서 근무한 지 올해로 10년이 되었다. 급성기 병원 1주기, 2주기, 3주기 의료기관인증평가를 총괄하였으며, 환자안전과 의료의 질 향상을 위해 열정적으로 노력해 왔다. 그 결과 2022년 대한병원협회 주관 QI 우수사례 선정, 건강보험심사평가원 환자 경험 평가 질 향상 활동 우수사례 선정, 대한 간호협회 지역 환자안전센터 환자안전 우수사례 수상 등의 성과를 이루었다.

QI 업무의 특성은 부서 간의 협업을 통한 팀워크로 문제를 해결해 나가야 되는 경우가 많으며 혁신적인 아이디어와 리더십을 요구하는 경우도 많다. 특히 의료기관 내에서 다양한 요소들이 복잡하게 얽혀있는 문제를 해결하기 위해 전문적인 지식과 기술이 요구될 때가 있는데, 경영학에서 배운 각종 분석 도구와 관리 방법들은 내가 QI 업무를 하는데 날개를 달아주어 지금도 많은 도움이 되고 있다.

중소병원의 QI 또는 환자안전 전담자들이 처음 보직을 받아 사업계획서를 작성하고, 계획에 맞게 업무를 수행하고 결과 보고까지 어떠한 과정을 통해 이루어지는지 지침서가 없어 애로가 많은 것이 현실이다.

이 책은 의료기관 평가인증원에서 제공하는 4주기 급성기 병원 인증기준집 및 표준 지침서와 10년 동안 전담자로 근무하면서 겪었던 수많은 시행착오를 거쳐 만들어진 실무 매뉴얼이다.

의료기관인증평가, 인증 규정 관리, 위험관리체계, 환자안전 관리, 질 향상 활동, 표준진료지침 개발 및 관리, 지표관리에 대한 업무 영역별 세부 프로세스로 구성되어 있으며, 이 책을 통해 전담자가 업무를 수행하는 데 있어 올바른 인사이트와 방향을 제시하고, 길라잡이가 되고자 하는 뜻에서 제작되었다.

아울러 이 책을 통해 전담자들이 QI 업무와 환자안전 업무에 대한 정보 교류와 스터디 활동을 할 수 있는 기회가 되기를 바란다. 우리 간호사는 서로 간의 경쟁자가 아니라 소속된 의료기관만 다를 뿐, 의료의 질 향상과 환자안전을 책임지는 공통의 목표를 함께하는 동료이며 동반자이다.

2023년 여름

이유경 씀

contents

Chapter III

Chapter IV

Chapter V

Chapter VI

표준진료지침 개발 및 관리

Chapter VII

지표관리

I

의료기관인증평가

직무 분장	주요 업무
의료기관인증평가 준비 및 수검	의료기관인증평가 준비 및 수검

업무 흐름

1. 의료기관인증평가 수검 계획수립
2. 온라인 인증신청서 제출
3. 인증평가 준비를 위한 조직구성 및 운영
4. 규정 제 · 개정 및 인증규정심의위원회 승인 후 공포
5. 의료기관인증평가 설명회 개최
6. 교육(조사항목 및 인증 규정 내용)
7. 진행 상황 점검 및 확인
8. 자체평가, 강평회 시행
9. 리허설
10. 최종 점검
11. 의료기관인증평가 수검(본조사)
12. 조사 결과 검토 및 이의 신청
13. 개선 계획수립, 개선 활동 진행

	업무수행 목적
	병원의 진료, 시설, 인력, 장비, 결과, 과정 등의 적절 여부와 미비 사항을 점검 후 개선, 보완하여 의료기관인증평가에 대비하고,환자안전과 의료서비스의 질 향상을 목적으로 한다.
	업무 내용
	1. 의료기관인증 수검계획을 수립하여 병원장의 결재를 얻는다. 2. 의료기관평가인증원에 신청서를 온라인으로 제출하고, 조사 일정을 통보받는다. (약 2개월 후) (인증 비용 납부) 3. ① 인증평가 준비를 위한 T.F.T. 구성, 임명, 운영한다. (대책본부, 대책위원회, 자체조사단 등) ② 회의 준비(연락, 회의자료 작성, 장소 등)를 하거나 참석한다. 4. 의료기관평가인증원에서 공표한 인증기준에 근거하여 입안부서와 위원회에서 규정을 작성하고 인증 규정 심의위원회에서 검토·심의하고, 병원장 승인 후 공표한다. 5~6. 교직원에게 의료기관인증평가 제도 및 진행일정 공지와 참여 유도, 인증 준비를 시행한다. 7. 전체 교직원, 부서장, 직종별(의사직, 간호직, 행정직, 보건직, 관리 운영직 등), 외주직원을 대상으로 인증 규정에 대한 교육을 실시한다. 8. ① 각종 위원회와 부서장이 진행 상황을 점검하고 확인한다. ② 유인물, 포켓북, 포스터 등을 작성하고 부착 및 배부한다. ③ 교직원의 규정(지침) 숙지, 수행도를 평가한다. ④ 자체평가와 강평회를 시행한다. 9~10. 리허설, 최종 점검 라운딩을 한다. 11~12. ① 본조사를 수검(병상규모별 일정 상이)한다. ② 수검 후 전체 교직원들에게 감사 인사(방문, 게시판, 메일 등)를 한다. ③ 인증원의 조사 결과를 통보받고, 해당 부서와 검토 후 이의가 있을 시 이의 신청한다. 13. 조사 결과에 대한 개선 계획을 수합하고 (조사위원 지적사항, 총평보고서 제안사항, 조사 결과 판단의견 등) 진행한다.

의료기관인증은 의료기관의 자율적 참여를 전제로 환자안전 활동, 감염관리, 시설관리, 경영 및 조직 운영 등 전반을 평가하여 의료의 질과 환자안전의 수준을 꾸준히 높여 나가는 제도이다. 인증제는 순위를 정하는 상대평가와는 달리, 의료기관의 인증기준 충족 여부를 조사하는 절대평가의 성격을 가진 제도로, 공표된 인증조사 기준의 일정 수준을 달성한 의료기관에 대하여 4년간 유효한 인증마크를 부여하는 제도이다. 의료기관 인증제는 모든 의료기관을 대상으로 하고 있다. 따라서 병원급 이상 의료기관은 자율적으로 인증을 신청할 수 있다. 다만, 요양병원은 의료서비스의 특성 및 환자의 권익 보호 등을 고려하여 2013년부터 의무적으로 인증신청을 하도록 의료법에 명시되어 있다.

의료기관인증제도의 가장 큰 장점은 지금까지의 공급자 중심 의료문화에서 소비자(환자 및 보호자)중심의 의료문화로 전환 시킨 혁신적인 제도를 설계했다는 것에 있다. 또한 의료기관평가 인증 획득을 통해 각종 지정제도(상급종합병원, 수련병원, 전문병원, 연구중심병원, 외국인 유치, 요양병원, 재활의료기관 지정 등)의 기본 요건이 되며, 의료 질 평가 지원금 평가 지표에서 환자안전 영역 부분, 감염예방 관리료 지급 요건, 수술실 환자안전 관리료 지급 요건 등에 영향을 미치므로 의료기관의 입장에서 보면 무엇보다 중요한 평가라고 할 수 있다.

2023년 현재 인증 의료기관 수는 전국 1,700여 개소로 상급종합병원

48개소, 종합병원 211개소, 요양병원 1,256개소, 정신, 재활, 기타 의료기관이 237개소이다. (출처 : 의료기관평가인증원, 2023년 6월 기준)

의료기관인증 주기는 의료기관이 신청한 '조사 시점'을 기준으로 하여 인증의 주기를 4년 단위로 구분하고 있으며 의료기관 종별에 따라 주기의 조사 시작 시점이 다른 것도 그 이유 때문이다.

인증조사는 인증 등급을 부여하거나 유지하기 위해 시행하는 조사를 말하며 정기조사와 비정기조사로 구분한다. 정기조사는 본조사와 사후관리로 중간자체 조사(인증 후 1년 경과 후 2개월 이내)와 중간현장 조사(인증 후 24 ± 3개월)로 구분되며, 비정기조사는 수시 조사와 현장점검으로 구분할 수 있다.

인증조사 대상은 인증기준과 관련된 의료서비스를 제공하는 의료기관 내 모든 직원은 조사 대상이 될 수 있다.

각종 규정(지침, 내규 등) 및 절차, 계획 등에 따른 수행 관련 자료는 조사 시점 전월로부터 1년간 자료를 조사하며 퇴원환자 의무기록 완결도는 조사 시점 전월로부터 6개월간 입 · 퇴원한 환자의 의무기록 중 무작위로 선택하여 조사한다. (출처 : 4주기 급성기병원 인증기준집)

이렇듯 의료기관인증은 조사 시점 1년 전부터 준비가 필요하며 경영진의 의지와 지원 그리고 전 직원의 적극적인 참여를 통해 철저한 준비가 필요하다.

의료기관인증평가 준비 T.F.T.(Task Force Team)구성

의료기관인증평가(이하 인증평가)는 환자안전과 질적인 의료서비스를 향상시키기 위해 꼭 필요한 제도이다. 이러한 인증평가는 환자들에게 안전한 의료환경을 제공하고, 의료기관의 역량과 수준을 증명하는 데 중요한 역할을 한다.

인증평가를 준비하기 위해서는 다양한 분야의 전문가들로 이루어진 T.F.T.(Task Force Team)를 구성하는 것이 효과적이다. T.F.T.는 각자의 분야에서 전문적인 지식과 경험을 바탕으로 의료기관 평가인증원(이하 인증원)에서 공표한 인증기준에 근거한 인증 규정을 제정하고 인증 규정대로 실제 임상 현장에서 직원들이 제대로 업무를 수행할 수 있도록 지원하는 것이 필요하다.

따라서 T.F.T.를 구성하여 인증평가를 준비하는 것은, 가장 먼저 수행해야 할 일이다.

다음은 인증평가를 위한 T.F.T. 구성 예시이며 T.F.T. 회의는 정기적으로 하는 것을 원칙으로 하고, 처음 시작할 때는 인증 규정을 함께 검토해야 하므로 주 1회 회의를 진행하고, 이후에 인증 규정 검토가 완료되면 월 1회 또는 필요시 추가로 하는 것이 좋다.

● 팀구성 :

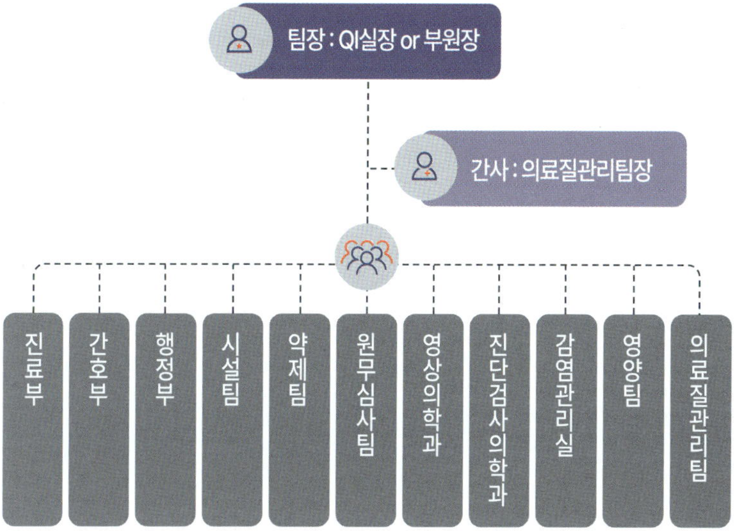
팀장 : QI실장 or 부원장
간사 : 의료질관리팀장
진료부
간호부
행정부
시설팀
약제팀
원무심사팀
영상의학과
진단검사의학과
감염관리실
영양팀
의료질관리팀

● 팀장

T.F.T. 팀장의 역할은 성공적인 인증평가 획득을 위해 팀원들의 역할과 책임을 조절하고, 일정과 예산을 관리하며, T.F.T. 전반적인 진행 상황을 모니터링하고 보고하는 등의 다양한 책임을 갖고 있다.

이는 경영진이 의료기관의 전반적인 경영전략과 목표를 이해하고 있어서, 인증평가를 통해 개선할 필요가 있는 부분을 신속하게 파악하고, 이를 적극적으로 개선할 수 있는 리더십과 전략적인 시각을 갖추고 있기 때문이다.

또한, T.F.T. 팀장으로서 경영진은 다양한 이해관계자와의 소통과 협력을 원활하게 할 수 있는 인맥과 커뮤니케이션 능력이 필요한데 이를 통해 팀원 간의 협업을 원활하게 이끌어 갈 수 있다.

● 간사

T.F.T. 팀장과 간사는 인증평가를 성공적으로 이끌어내기 위해 중요한 역할을 한다. T.F.T. 간사는 임상경험과 인증평가의 노하우를 가지고 있는 경험이 풍부하고, 문서 작업 및 일정 관리, 예산관리 등을 효율적으로 수행할 수 있는 능력을 갖춘 사람이 적합하고 팀원들과의 원활한 의사소통과 협업을 할 수 있는 인간관계 능력도 필요하다.

또 인증원과 병원을 대표해서 소통하는 역할도 수행해야 하며 인증평가 전반적인 업무를 총괄해야 하므로 의료질관리팀의 리더가 맡는 것이 적합하다.

● T.F.T. 팀원

인증평가 기준에 근거하여 환자 접점 부서와 행정부서의 부서장들로 구성하며 특히 인증평가 대부분이 진료와 간호, 영상의학과, 진단검사의학과와 밀접한 관련이 있어 이들의 역할 또한 중요하다고 할 수 있다.

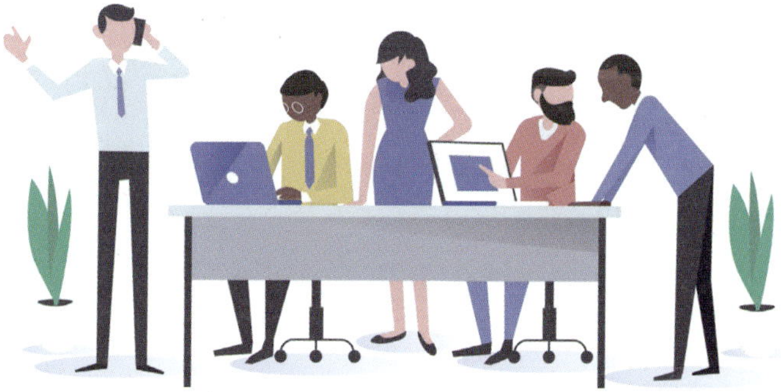

의료기관인증평가 준비를 위한 Master Plan 작성

의료기관인증 조사 대상은 각종 규정(지침, 내규) 및 절차, 계획 등에 따른 수행 관련 자료로서 조사 시점 전월로부터 1년간의 자료를 검토한다.

[예시] 2023년 12월에 본조사 예정일 경우

구분	1월	2월	3월	4월	
인증 규정 및 지침 검토	●	●	●	●	
인증 규정에 따른 개선 활동	●	●	●	●	
시설 개 · 보수 및 점검	●	●	●	●	
자체평가					
유인물, 포스터, 핸드북 제작					
전 직원교육					
인증규정집 출력 및 배포					
최종 리허설					

그러므로 인증조사를 준비하기 위한 Master Plan은 1년에 걸쳐 작성해야 한다.

	5월	6월	7월	8월	9월	10월	11월
	●	●	●	●	●	●	●
	●	●	●	●	●	●	●
	●	●	●	●	●	●	●
					●	●	●
						●	●
						●	●
							●
							●

인증 준비 세부 과정

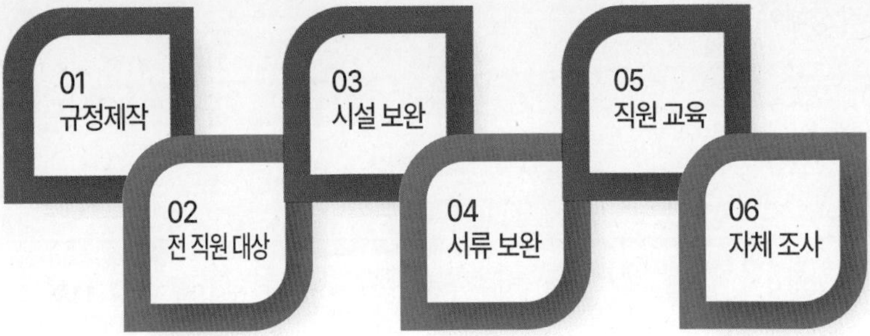

1. 규정 제작

규정은 의료기관에서 내부적으로 정하는 업무표준을 총칭하며, 의료기관의 운영에 대한 원칙, 의료서비스 제공에 대한 원칙, 업무지침 등을 합리적인 과정을 통하여 정의한 내부 준칙을 말한다.

먼저, 의료기관 전반에 걸쳐 공통적으로 일관성 있게 적용되어야 하는 규정은 관련 법규나 국제표준 또는 공인된 지식체계에 따라 제정 또는 개정되어야 한다. 이들 규정의 제정이나 개정은 반드시 이를 검토, 승인, 공표 하는 과정을 거쳐야 한다.

다음으로 부서 혹은 개별 프로세스 차원의 규정은 의료기관이 정하는 과정에 따라 제정 또는 개정될 수 있다. 규정은 중요한 업무표준을 정의한 것이므로 해당 의료기관 직원 모두가 준수하도록 노력해야 하며, 의료기관의 선택에 따라 규정, 내규, 지침 등의 용어를 사용할 수 있다.

절차는 업무 혹은 서비스의 과정(프로세스)을 정의한 것으로, 해당 프로세스의 변경에 따라 수정되고 공유되어야 한다.(출처: 급성기병원 인증기준집)

인증을 총괄하다 보면 인증 규정을 입안 부서별로 작성하다 보니 서로 상충하는 규정이 있을 수 있다. 이럴 경우 이해관계가 있는 부서들을 소집하여 규정의 내용을 수정, 보완해야 한다.

인증 규정에 따라 필요한 위원회를 구성하고 위원회 활동을 수행하고 회의록을 통한 근거를 마련해야 한다. 중소병원은 조직이 크지 않고 보직자도 많지 않다 보니 위원회 활동에 필요한 인력들도 중복되는 경우가 많다.

그렇기 때문에 위원회 특성을 고려하여 통합할 수 있는 것은 통합하는 것이 운영하는 데 도움이 된다.

위원회의 위원장은 관련법에 따라 의료기관의 장이 되거나, 의사결정을 할 수 있는 권위가 있는 경영진이 맡아서 하는 것을 권고하고 담당 부서는 해당 업무를 직접적으로 수행하고 관리하는 부서에서 위원회의 간사역을 맡는 것이 좋다.

[예시] 4주기 급성기병원 인증기준 필수 위원회 구성

연번	위원회	회의 주기	위원장	담당부서(간사)	비고
1	질향상	반기	병원장	의료질관리팀	
2	환자안전	분기	병원장	의료질관리팀	
3	감염관리	분기	병원장	감염관리실	
4	운영	분기	병원장	운영팀	※ 위원회 통합 - 재난대책위원회 - 인사위원회 - 진료권한심의위원회 - 진료위원회 - 교직원윤리위원회
5	의료윤리	반기		원무심사팀	
6	약무	반기		약제팀	
7	영양 관리	반기		영양팀	
8	수가	반기		원무심사팀	
9	의료정보관리	반기		원무심사팀	
10	시설환경안전관리	반기		시설팀	
11	의료기기	반기		시설팀	
12	규정 심의	반기		의료질관리팀	
13	심폐소생	반기		간호부	
14	임상연구심의	매월		IRB	
15	수혈관리	분기	병원장	진단검사실	

※ 위원회의 통합과 회의 주기, 담당 부서는 의료기관 상황에 따라 변경할 수 있음

2. 전 직원 대상

업무의 우선순위와 중요도에 따라 일의 순서를 정해서 업무하는 것이 좋은데 전 직원이 해야 하는 일은 시간이 오래 걸리기 때문에 우선적으로 진행하는 것이 좋다. 예를 들면 다음과 같다.

○ 부서 운영계획서
○ 인력요구도
○ 직무기술서
○ 필수교육 : 심폐소생술, 환자의 권리와 의무, 질 향상과 환자안전, 감염관리, 의료기관 내 폭력 예방, 소방 안전, 정보보호/보안등
○ 특성화 교육
○ 직원 건강검진(신입, 재직직원)
○ 직종별 보수교육

3. 시설 보완

시설환경안전관리위원회의 연간 사업계획에 근거하여 유지 및 관리업무를 수행하고 병원 전 구역에 걸쳐 새롭게 증축하거나 이전했을 경우 건축법상에 문제가 되는 것은 없는지 등을 확인하는 것이 필요하다.

예를 들어 병상 증설에 따른 에어컨 실외기가 옥상에 신규로 설치되었을 때 실외기로 인한 케이블 덕트 배관이 옥상 난간과 인접하여 옥상 난간 안전 펜스의 높이가 법적 높이인 1.2미터가 되지 않을 경우 추가로 옥상 난간을 높여야 한다. *(주택건설기준 등에 관한 규정 제18조(난간) 난간의 높이: 바닥의 마감 면으로부터 120센티미터 이상)*

사소하게 지나칠 수 있는 부분까지도 점검을 통해 본조사 때 지적받지 않도록 노력이 필요하다.

개선 전

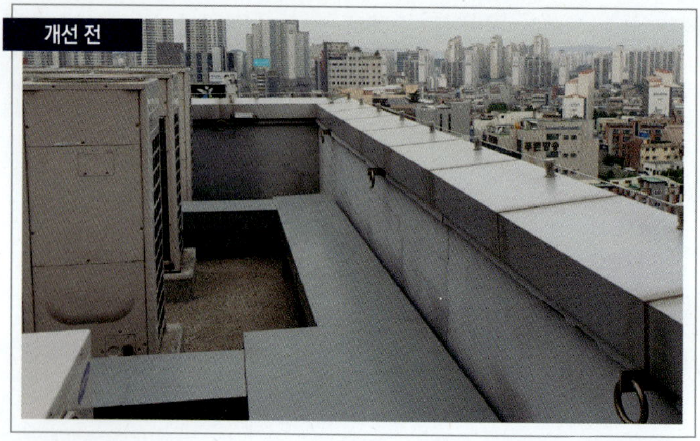

개선 후

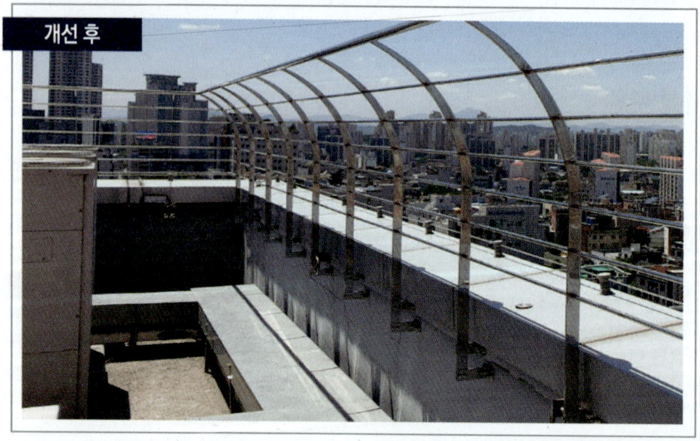

4. 서류보완

각종 규정(지침, 내규 등) 및 절차, 계획 등에 따른 수행 관련 자료는 조사 시점 전월로부터 1년간 자료를 조사하며, 퇴원환자 의무기록 완결도는 조사 시점 전월로부터 6개월간 입 · 퇴원한 환자의 의무기록 중 무작위로 선택하여 조사한다. (출처: 4주기 급성기병원 인증기준집)

예를 들어 2023년 12월에 본조사가 예정인 의료기관에서는 행정 서류는 2022년 12월부터 2023년 11월까지의 서류가 조사 대상이 되고, 의무기록은 2023년 6월 1일부터 2023년 11월 30일까지가 조사 대상이다.

○ 2022년 위원회 사업계획서, 2022년 위원회 사업 결과 보고서, 2022년 위원회 회의록

○ 2022년 1분기, 2분기, 3분기, 4분기 지표 결과 보고서, 지표 정의서

○ 2022년 QI 사업계획서, QI 중간보고서, QI 최종결과 보고서

○ 2023년 위원회 사업계획서, 2023년 위원회 사업 결과 보고서, 2023년 위원회 회의록

○ 2023년 1분기, 2분기, 3분기 지표 결과 보고서, 지표 정의서

○ 2023년 QI 사업계획서, QI 중간보고서, QI 최종결과 보고서

※ 만약 인증조사 시점을 조정할 수 있다면 가능한 연초에 받는 것을 권장한다. 왜냐하면 전년도 사업계획서와 결과 보고서, 당해연도의 사업계획서만 준비하면 되기 때문이다.

환자와 관련된 의무기록들은 해당 일시가 지나면 소급하여 수정, 보완하기가 어려운 것이 현실이다. 그러므로 인증평가 준비 시 인증 규정이 완성되고 나면 반드시 직원들을 대상으로 인증 규정에 맞는 기록이 이루어지도록 교육하는 것이 중요하다.

[예시] 바인더 표지

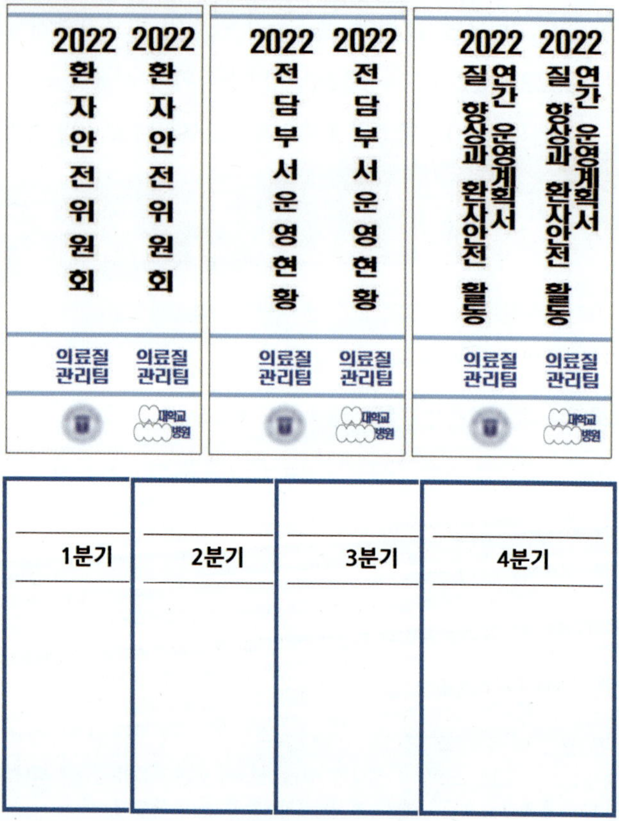

[예시] 위원회 회의록

제3회 ○○대학교 ○○○○병원 질 향상 위원회

회의소집통보일자	년 월 일
개최 일시	년 월 일
개최 장소	OOO 회의실
위원 정수	OO 명

Ⅰ. 전 회의록 처리

Ⅱ. 보고내용

1. 2022년 QI활동 결과
2022년 QI활동은 전체 10개팀(주제별 5개, 부서별 5개)으로 진행하였으며 QI경진대회(2022.12.30.)를 개최하여, 대상(OO팀), 최우수상(OO팀), 우수상(OO팀, OO팀)을 시상하였다. 또 QI활동 사례를 직원들과 정보공유하기 위해 포스터를 제작하여 전시하였다. (2023.01.09.(월) ~ 01.13.(금))

2. 2022년 환자안전관리 활동 결과
가. 환자안전보고 활성화 방안으로 환자접점부서를 대상으로 분기별 환자안전보고(근접오류) 우수부서 2개팀을 선정하여 상금 및 시상을 진행하였으며, 관련내용을 포스터 제작하여 직원 게시판에 공유하였다.
나. 환자확인 향상을 위하여 환자확인 우수부서 2개팀을 선정하여 상금 및 시상을 진행하였으며, 관련내용을 포스터 제작하여 직원 게시판에 공유하였다.

환자확인 우수부서				근접오류 우수부서			
1분기	2분기	3분기	4분기	1분기	2분기	3분기	4분기
OO팀	OO팀	OO팀	OO팀	OO팀	OO팀	OO팀	OO팀
OO팀	OO팀	OO팀	OO팀	OO팀	OO팀	OO팀	OO팀

다. 환자안전사고 정보수집, 보고
1) 환자안전보고의 월별, 분기별, 연간 모니터링 결과를 병원장에게 보고하고 그룹웨어에 게시하였다.

구분	2022년																
	1월	2월	3월	1분기	4월	5월	6월	2분기	7월	8월	9월	3분기	10월	11월	12월	4분기	연간
적신호																	
위해(유해)																	
위해(무해)																	
근접오류																	
합계																	

2) 환자안전보고학습시스템(KOPS)에 환자안전사고(2022.01.01. ~ 2022.12.31.) 23건을 자율 보고하였다.
3) 환자안전보고학습시스템(KOPS)에 환자안전주의경보(6건)를 공유 및 그룹웨어를 통하여 공지하였다.
4) 환자안전보고학습시스템(KOPS)에 환자안전경보(5건)를 공유 및 그룹웨어를 통해 공지하였다.
5) 계명대학교 대구동산병원 환자안전 주의경보 발행(KUDDH) : 투약오류 지속 발생

3. 2022년 지표관리 결과(별지1)
2022년 지표관리 결과보고서(지표 34개, 세부지표 67개)를 수합, 검토 후 결과를 보고 및 환류하였다.

4. 2022년 표준진료지침(CP) 결과
2022년 4분기 CP 모니터링 결과를 병원장에게 보고하고 교수별로 환류하였다.

5. 2023년 위원회별 위험관리 등록부에 따른 개선활동
의료기관은 예기치 않은 위해사건과 기타 환자/직원을 포함하는 의료기관 내 모든 구성원의 잠재적인 위험이나 위험의 가능성을 없애거나 감소시키기 위해 의료기관 차원의 위험요인을 파악하여 환자와 직원의 안전을 확보하기 위한 적절한 체계를 구축하고 원인분석 및 개선활동을 효율적으로 수행하도록 한다.
가. 환자안전위원회(별지2-1)
나. 감염관리위원회(별지2-2)
다. 시설환경안전위원회(별지2-3)
라. 운영위원회(별지2-4)

Ⅲ. 안건
제1호. 2023년 질향상과 환자안전 사업계획 승인(별지3)
제2호. 2023년 질향상 활동 계획의 우선순위 기준에 따른 QI활동 선정(별지4)
제3호. 2023년 지표선정 우선순위 기준에 따른 지표선정(별지5)

Ⅳ. 토의내용
Ⅴ. 건의내용
Ⅵ. 공고

제3회 ○○대학교 ○○○○병원 질 향상 위원회 출석부

- 일시 : 년 월 일
- 장소 : OOO 회의실

연번	성 명	위원회 역할	확인	연번	성 명	위원회 역할	확인
1		위원장		11		위원	
2		간사		12		위원	
3		위원		13		위원	
4		위원		14		위원	
5		위원		15		위원	
6		위원		16		위원	
7		위원		17		위원	
8		위원		18		위원	
9		위원		19		위원	
10		위원		20		위원	

○○대학교 ○○○○병원

제3회 질 향상 위원회 사진

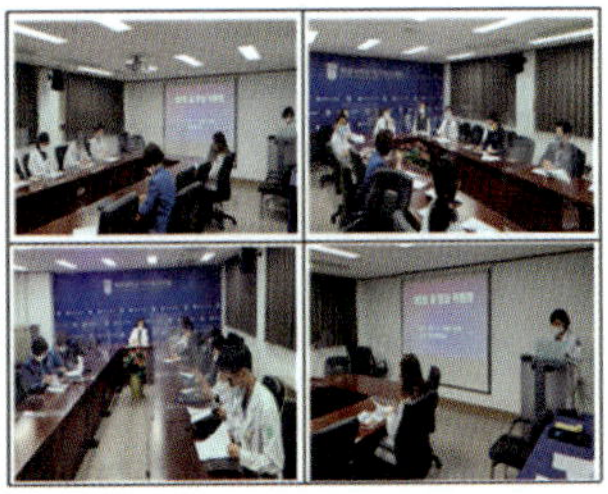

모든 기록을 사진으로 남겨라

5. 직원교육

인증 규정이 완성되고 나면 핸드북을 제작하여 전 직원들을 대상으로 교육이 진행되어야 하는데 직원들은 진료부, 간호부/ 나머지 진료 지원 부서와 행정부서 직원들로 나누어 최소 2차례 이상 실시하는 것이 좋다. 특히 간호부의 경우 교대근무의 특성을 고려하여 교육 시간을 정하는 것이 참석률을 높이는 데 도움이 된다.

전 직원교육은 본조사 2개월 전, 1개월 전, 1주일 전으로 총 3차례에 걸쳐 진행하고 특히 마지막 1주일 전에는 인증 참여 필수인력을 대상으로 집중적으로 교육하는 것이 효과를 극대화할 수 있다.

가. 수행 요원 준수사항

- 추적조사 시작 시각 5분 전 조사위원별 조사위원 사무실 앞 대기
- 본인 명찰 및 조사위원 명찰(ex. 조사위원 1) 반드시 착용
- 용모단정
- 휴대폰 진동모드
- 수행 요원 자기소개(조사 1일 차 처음 추적조사할 때) 후 함께 수행할 직원을 소개한다.

※ 수행 요원은 조사위원별로 배치하고 첫날부터 마지막 날까지 직원이 바뀌지 않도록 한다.

나. 추적조사 직원 준수사항

1) 조사위원이 부서를 방문했을 경우

미리 연락받은 표시가 나지 않게 자연스럽고 반갑게 인사한다.

부서장은 본인 소개 후 부서 소개를 한다.

"안녕하십니까 OO병동 수간호사 OOO입니다.
저희 병동은 OO병상으로 직원 수는 OO명이며, 주요 입원환자는 소화기내과, 신장내과, 심장내과 환자로 구성되어 있으며, 현재 입원환자는 OO명입니다."

※ 부서 특성 소개, 월평균 검사 건수/치료 건수/수술 건수/환자 수 등

2) 조사위원이 질문을 위해 면담할 경우(지명할 경우)

① 인사 및 소속, 성명 밝힘

"안녕하십니까? OO부서에 근무하는 OOO입니다."

② 질문사항에는 천천히, 자신감을 가지고, 또박또박하게 답변

③ 끝난 후 인사하기 "감사합니다"

④ 긴장하여 생각나지 않을 경우

"죄송합니다만 핸드북을 보고 말씀드려도 되겠습니까?" 또는 "게시판의 포스터를 보고 말씀드려도 되겠습니까?"

⑤ 질문에 답을 잘 못 할 경우 옆에 있는 동료가 즉시 도움을 주거나 함께 대답해준다.

3) 조사위원을 안내할 경우

① 안내 전 "제가 안내해 드리겠습니다."라고 말하고 안내한다.

② 안내 시 조사위원보다 왼쪽으로 한 발짝 앞에서 안내한다.

③ 정확한 수신호를 사용한다[손을 모아서 방향을 가리키면서 안내].

4) 병원 내에서 조사위원을 마주쳤을 경우

당황하거나 피하지 말고 반갑게 인사하고 잠시 멈췄다가 조사위원이 지나가고 난 뒤 이동한다.

6. 자체조사

인증 규정, 시설 및 환경, 직원교육, 행정 서류, 의무기록 등이 인증 규정에 맞게 모두 갖추어지고 나면, 본조사 1개월~2개월 전 인증 자체 조사팀을 구성하여 인증원에서 제시한 조사 일정에 근거하여 체크리스트를 만들어 자체 조사를 시행한다.

자체 조사는 병원 전 구역에서, 전 직원을 대상으로 진행하기 때문에 조사위원팀을 두 개의 팀으로 구성하여 진행하는 것이 시간적인 면에서 효율적이다.

먼저 조사위원 팀장은 인증준비 T.F.T. 팀장이 맡는 것이 업무를 진행하는 데 수월하다. 조사위원 팀은 A팀과 B팀으로 나누어서 의료질관리팀, 감염관리실, 진료부, 간호부, 행정부 책임자로 4~5명씩 구성한다.

자체 조사가 끝이 나면 본조사와 동일하게 총평과 인증 규정에 따른 부서별 보완사항을 공유하는 시간이 필요하다. 이때에는 어느 부서가 준비가 부족해서 질책하는 시간이 아니라 놓치고 있던 부분에 대해 미비한 점을 조사위원의 시각으로 점검하는 자리임을 명심해야 하며 빠르게 개선 활동이 진행되어야 한다.

다음은 시스템 추적조사(System Tracer)에 따른 영역별 점검 사항 예시이다.(*의료기관마다 점검 주기, 소독제 종류, 유효기간, 서류 등이 다를 수 있음)

가. 질 향상 및 환자안전 활동

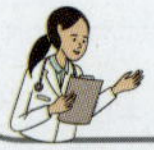

인증기준		조사항목	조사내용
7.1	ME1	의료기관 차원의 질 향상과 환자안전을 위한 위원회 운영	1. 위원회 운영 규정 2. 위원회 정기적, 비정기적 회의자료 3. 위원회 운영 결과 경영진 보고 자료 확인
	ME2	의료기관 차원의 질 향상과 환자안전 활동 수행하는 부서 및 적격한 자	1. 질 향상과 환자안전 전담부서 및 전담 인력 관련 서류 확인 2. 전담부서 조직도 3. 직무기술서(진료권한정의서) 및 전담 인력 보수교육 현황 확인
	ME3	의료기관 차원의 질 향상과 환자안전 활동 계획수립	1. 질 향상과 환자안전 활동 사업계획서 확인 2. 우선순위 선정 자료 3. 질 향상과 환자안전 계획에 따른 개선 활동 수행, 평가자료 4. 위원회 및 경영진 보고 자료
	ME4	질 향상과 환자안전 교육 계획수립	1. 질 향상과 환자안전 교육 계획서 확인 2. 연간 교육 일정 및 예산 3. 위원회 및 경영진 보고 자료
	ME5	질 향상과 환자안전 활동을 위해 필요한 자원 지원	질 향상과 환자안전 활동 자원 지원 자료 확인
7.2	ME2 ME3	위험관리 범주에 따른 위험요인 확인 및 우선순위 선정	영역별 위험평가 및 우선순위 선정 확인 1. 환자안전 영역 : 환자안전 위원회 2. 감염관리영역 : 감염관리위원회 3. 시설 및 환경안전 영역 : 시설 안전관리 위원회 4. 재난 대비영역 : 재난 대비위원회
	ME4	우선순위에 따라 위험요인 분석 및 개선 활동 수행	1. 환자안전 위원회 : 위험도 평가 결과 선정된 우선순위 고위험 프로세스에 대해 고장유형 영향분석(FMEA, Failure Mode Effect Analysis) 활동 수행 2. 감염관리위원회 : 연 1회 감염위험도 평가, 우선순위에 따른 감염관리 역점분야 선정 및 개선 활동 수행

인증기준		조사항목	조사내용
			3. 시설 및 환경안전 위원회 : 연 1회 위험성 평가 체크리스트를 사용하여 전 부서 위험도 평가 수행 또는 연 2회 시설 안전 라운딩을 통한 위험도 평가 및 개선 활동 수행 4. 재난 대비위원회 : 연 1회 의료기관 내 또는 지역사회 재난 위험도를 평가하여 우선순위에 따라 재난 대비 훈련 시행
	ME5	개선 활동 효과 모니터링 및 평가	개선 활동 전후 위험도 평가, 개선 활동 후 효과평가, 시설의 경우 개선 활동 결과물, 재난 모의훈련 결과 평가 등
	ME6	활동 결과 경영진 보고 및 관련 직원공유	해당 위원회 보고 및 경영진 보고
7.3	ME2	환자안전 사건 정의 및 보고 절차 확인	(직원) 환자안전 사건의 정의와 발생 시 보고 절차 확인
	ME3 ME4	환자안전 사건 분석 및 개선 활동	근본 원인분석(RCA, Root Cause Analysis) 및 개선 활동 결과 확인 - 적신호 사건이 발생하지 않은 의료기관도 1건이상 근본원인 분석 시행 여부 확인
	ME5	환자안전 사건에 관한 결과 경영진 보고 및 직원공유	매월 정기적으로 환자안전 사건의 분석 결과 경영진 보고 및 직원공유 자료 확인
	ME6	적신호 사건 발생 시 관련 정보 제공	적신호 사건 발생 시 관련 정보 제공 여부 확인
	ME7	환자안전 주의 경보 발령 시 직원공유	1. 국가에서 발령하는 환자안전 주의 경보 직원 정보공유 확인 2. 기관 차원에서 선정한 환자안전 주의 경보 정보공유 확인
7.4	ME1	우선순위에 입각한 질 향상 활동 주제 선정	당해연도 질 향상 활동 계획의 우선순위에 따라 주제 선정 확인 의료기관 차원의 질 향상 활동과의 일관성 확인
	ME2	의료기관에서 선정한 질 향상 활동 방법 사용	의료기관에서 선정한 질 향상 활동 방법 사용 여부 확인
	ME3	통계적 기법과 도구 사용하여 자료 분석	문제점 파악, 개선방안 도출, 개선 효과평가 등 통계적 기법과 도구 사용 유사 기관, 선진사례, 문헌과 비교하여 목표 설정 여부
	ME4	지속적인 질 향상 활동 관리	지속적인 질 향상 활동(CQI, Continuous Quality Improvement) 확인

인증기준		조사항목	조사내용
	ME5	경영진 보고 및 직원공유	질 향상 활동성과 위원회 및 경영진 보고, 직원공유 확인
7.5	ME3	진료지침 활용성과 관리	진료지침(CP, Clinical Pathway) 활용성과 관리 및 개선 활동 확인
	ME4	경영진 보고 및 직원공유	경영진 보고 및 직원 공유자료 확인
13.1	ME1	환자 확인	환자 확인율
	ME2	의사소통	구두 처방 후 24시간 이내 의사 처방 완수율
	ME3	수술, 시술	수술, 시술 전 Time out 시행률
	ME4	낙상	낙상 발생 보고율[1,000 재원 일당]
	ME5	손 위생 수행	손 위생 수행률
	ME6	욕창	욕창 발생 보고율[1,000 재원 일당]
13.2	ME1	구두 처방	구두 처방 건 감소율, 구두 처방 적정률
	ME2	감염	수술 부위 감염률, 중환자실 중심 정맥 관련 혈류감염률, 침습성 MRSA 발생률등
	ME3	환자평가	회복실 환자 퇴실 평가
	ME4	협의 진료	입원환자의 타과의뢰 회신율
	ME5	심폐소생술	심폐소생술
	ME6	진단검사	진단검사 이상 검사 결과 보고(CVR) 기준시간 내 확인율
	ME7	영상 검사	영상 검사 이상 검사 결과 보고(CVR) 기준시간 내 확인율
	ME8	병리 검사	병리 검사 이상 검사 결과 보고(CVR) 기준시간 내 확인율
	ME9	마취 및 진정	마취 전 상태평가(PAAR) 작성률
	ME10	혈액제제	혈액 폐기율
	ME11	응급실	응급실 환자의 재실 시간

인증기준		조사항목	조사내용
	ME12	모성 및 신생아	모유 수유율
	ME13	사망률	비 예측 사망률
	ME14	의약품 사용	의약품 재불출률, 조영제 부작용 관리
	ME15	의무기록	미완결 의무기록 잔여율
13.3	ME1	이용도	외래 진료시작시간 준수율, 퇴원 예고율
	ME2	재무관리	의료수익 대비 재료비 비율
	ME3	인사관리	정규직 간호사 이직률
	ME4	직원교육	직원교육
	ME5	직원 안전	직원 혈액 및 체액 감염 노출 보고 건수, 직원건강검진, 직원안전사고
	ME6	환자 만족도	환자 만족도

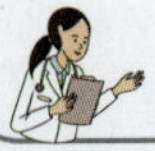

나. 감염관리 영역

인증기준	조사항목	조사내용
1.5	손 위생	1. (직원) 손 위생 5가지 시점, 손 위생 6단계 확인 2. (수술실) 외과적 손 위생 수행 방법 확인 3. (직원) 손 위생 수행도 결과 직원공유 확인 4. (관찰) 손 위생 방법 / 시간 준수 확인
		1. 손 위생 포스터 게시 여부 확인 2. 세면대에 손 위생 6단계 스티커 부착 여부 확인 3. 손소독제 유효기간과 사용량에 따른 사용량이 적절한지 확인 4. 알콜 젤은 각 침상, 병실 앞 등 곳곳에 비치 / 유효기간 확인(개봉 후 6개월) 5. 세면대에는 종이 타월 또는 핸드드라이어 또는 물비누가 준비되어 있는지 확인 6. 외과적 손 위생 스크럽대에는 일회용 스크럽제, 물비누, 모래시계 또는 타이머, 외과적 스크럽 포스터 부착, 네일클리너 비치 여부 확인
4.4	의약품 조제	1. 의약품 조제 환경관리 - 출입 통제, 조제 공간의 구획 및 청결 상태 확인 2. 중심정맥카테터 날짜, 말초정맥 카테터 삽입일과 시간 확인 - 수액 세트 교체 유효기간 라벨 붙여져 있는지 확인 3. 일회용 주사기 및 주사침 - 일회용 주사제(바이알등) : 1회 사용 후 잔량폐기 - 라벨링된 주사기 사용, 일회용 주사기, 바늘 사용 - 주사 실무 장소에 알콜솜 비치
8.1	내성균 환자 관리 체계	1. (직원) 내성균 환자 공유방법을 알고 있는지 확인 - 전산 감염 Alert 공유 - 격리 병실 경우 병실과 침상 스티커 부착 확인 - 음영 바코드, 이송인계 용지 확인 - 그룹웨어 다제내성균 분리율 분기별로 결과 확인
8.2	감염감시 및 개선 활동	1. 감염발생 대상, 감염 위험평가 평가도구 2. 평가도구를 활용한 감염 위험평가 수행 자료 3. 감염발생 감시 우선관리 대상 선정 자료

인증기준	조사항목	조사내용
		4. 선정된 감염발생 감시 대상에 대한 감시활동 계획 5. 자료의 조사, 분석 및 해석 자료 확인 6. 감염발생 감시 결과에 따른 개선활동 계획 7. 개선활동 수행 및 모니터링 자료 8. 감염발생 감시활동과 개선활동 결과에 대한 경영진 보고 자료
8.3	직원 감염관리 교육	1. 직원 : 연 1회 사이버교육 확인 (필요시 오프라인 교육) 2. 상시출입자 교육 확인 (위탁서비스 및 입점 업체 직원 등) 3. 환자 및 보호자 대상 감염관리 관련 교육 또는 정보제공 확인
8.4	의료기구 관련 감염관리 (호흡기 치료기구)	1. 재소독 물품 확인, 눈에 보이는 오염 시 교체 2. suction 방법 - 흡인 전/후 손 위생, 장갑 착용, 멸균 카테터, 생리식염수, 매회 교환, 배액 통 (개인별 또는 일회용), 타이관 튜브 매일 교체, 3. Nebulizer Kit 개인별 사용 후 매일 교환, Nebulizer 기계 표면은 환경 소독제로 닦는다. 4. 기관 절개관(Tracheostomy tube) 관리 - 삽입 절개 부위 근무조마다 확인 - 내용기록: 절개 부위(발적, 부종, 삼출물), 드레싱 상태
	의료기구 관련 감염관리 (요로 카테터)	1. 방법 - 삽입 전/후 손 위생 - 삽입 시 무균술(멸균 장갑, 멸균기구, 멸균증류수 등), 허벅지에 잘 고정 2. 관리 - 폐쇄 시스템 유지(카테터부터 소변 백까지 분리 안 되게) - 소변 백 2/3 이상 차지 않게, 소변 백 바닥에 닿지 않게, 방광보다 낮게 유지 - 소변 비울 때 : 개인 수집 용기 사용, 투입구 알콜 솜으로 닦고 포트에 끼우기 근무조마다 소변 양상 점검, 1일 1회 이상 생리식염수 회음부 간호 3. 검체 채취 - 포트 있으면 : 포트 소독 → 포트에서 검체 채취 → 포트 소독 - 포트 없으면 : 연결 접합부 소독 → 연결 접합부에서 검체 채취 → 연결 접합부 소독

인증기준	조사항목	조사내용
8.4	의료기구 관련 감염관리 (혈관 카테터)	1. 말초정맥 - 삽입일시 기재 확인(성인: 72~96시간 교체, 소아 : 임상적 적응증 보일 경우 교체) - 수액 세트 유효기간 스티커 확인 (일반: 96시간마다, 고영양: 24시간마다, 혈액 수혈: 4시간 이내, 지질제: 12시간마다) 2. 중심 정맥관 - 드레싱 날짜 기재 확인, 드레싱 상태 확인 3. 중심정맥카테터 삽입 시 - 최대 멸균 차단(모자, 마스크, 멸균 가운, 멸균 장갑, 환자 전신 덮는 멸균 방포) 4. 드레싱 - 멸균 거즈 2일, 투명필름 7일마다 교환 - 근무조마다 드레싱 상태, 삽입부위 부종, 발적, 삼출물 확인, 기록 확인
	의료기구 관련 감염관리 (기구 소독)	1. 소변기 : 라벨 붙여 개별 사용, 뚜껑부착, 퇴원 시 환자에게 제공 또는 폐기 2. 대변기 : 라벨 붙여 개별 사용, 침상 하단에 비닐 싸서 보관, 퇴원 시 환자에게 제공 또는 폐기 3. 산소 습윤병 - 1회용 캔달 사용하고 잔량이 없으면 버림(유효기간: 30일) - 재사용 습윤병: 높은 수준의 소독 또는 멸균을 시행 4. O2 flow meter: 환경 소독제로 매일 닦는다. 5. 락스 희석장소에 보호구 비치 확인(고글, 가운, 장갑)
8.5	소독, 멸균	1. 세척 또는 소독구역에 '소독제 사용 방법' 포스터 비치 확인 - 세척 구역에 세척용 보호구(방수 앞치마, 보안경, 마스크, 장갑) 비치 확인 2. 사용한 기구는 마르지 않게 물로 적신 타월을 덮어 반납 전용 용기에 담아 뚜껑을 닫는다. 3. 감염 환자 사용기구(주황색 비닐, 감염질환 표기), CJD 환자 사용기구 방법 확인 - 주황색 비닐 2중, CJD 표기 4. 알콜 솜, 소독제 등 개봉 일시, 유효기간 표기 확인 5. 싱크대 밑 물품 확인 6. 멸균/비멸균 물품 분리 보관 확인, 선입선출 확인, 유효기간 확인

인증기준	조사항목	조사내용
		7. 멸균 물품 보관실 환경관리(주 1회), 환기, 온습도 관리대장 확인(매일) 8. 오염구역, 청결 구역 구획 구분, 작업 동선 확인, 세척실 보호구 사용 확인 9. **(공급실)** 멸균기 관리(MI, BI, CI) , BI대조군 대장 확인, 일상점검 대장, 판정 결과에 따른 관리 내용 질문 **멸균기 가동 중 이상 징후 나타나면** ▶ 멸균기의 자동기록지 내용 확인, ▶ 문제가 발생하면 즉시 사용을 중지하고 시설팀으로 연락 MI : 매회 멸균기 자동기록지 그래프 확인(Leak test-매주, Bowie-Dick-매일) CI : 포장단위마다 외부용/내부용 부착 BI : 점검 주기 (증기멸균기-매일, E.O 가스 멸균기-매회, 플라즈마 소독기-매일), 비정기 점검: 연속 3회 실시 10. 세척(공급실) : 희석된 소독제를 1~5분 침적 후 충분히 헹군다. 11. 공급실 물품 반납/불출 시간 확인 12. 소독제(개봉) 유효기간 스티커 확인 13. (공급실,수술실,내시경실) 세척 시 효소 세정제 확인, 세척 방법 확인 14. (공급실) EO 가스 누출 시 절차 확인, 보호구 확인 15. (공급실) 세척 방법을 알고 있는지 확인 - 손 세척 시 기구는 세정제에 모두 잠기도록 하고 침적 시간을 준수한 후 충분히 헹군다. - 엠파워 130배 희석액을 사용하여 최소 1분 이상 침적, 희석액은 8시간마다 교환 16. (공급실) 반납 전용 용기 소독 방법 (매일 클로셉트 500ppm 희석액, 1/2정+물 1L) 17. **(공급실,수술실, 내시경실)** 세척 직원 보호구 착용 확인 - 방수 앞치마, 장갑, 마스크, 보안경, 모자, 앞뒤가 막힌 신발 18. **(공급실)** 온습도 관리대장, 청소대장 19. **(공급실)** 멸균 물품 보관장 청소 확인 (주 1회, 쿼트 65배) 20. **(멸균 물품 보관)** 개방장 또는 폐쇄장에 보관, 보관장은 하수, 창문, 통풍구 떨어진 위치 보관장 청소는 환경 소독제로 주 1회 청소

인증기준	조사항목	조사내용
8.5	세탁물 관리	1. (직원) 부서 세탁물 수집 장소를 알고 있는지 확인 2. 부서 세탁물 수집 장소에는 '세탁물 분류 방법' 스티커 게시 3. 혈액, 분비물 등으로 젖은 세탁물은 방수비닐에 넣어 밀봉하여 오염 세탁물 자루에 넣어 배출 3. (직원) 옴 환자 세탁물처리 방법을 알고 있는지 확인 비닐에 넣어 밀봉하고, '옴'이라고 적어 오염 세탁물 자루에 넣어 배출 4. (직원) 세탁금지 세탁물처리 절차를 알고 있는지 확인 - 피고름 묻은 붕대, 거즈, 마스크, 수술포 등 일회용 제품, 바이러스성 출혈열 환자, 혈액 또는 체액 오염 세탁물, CJD 환자 세탁물 등은 의료폐기물 전용 용기에 수집하여 폐기물 운반 카트로 운반 5. 청결 세탁물 보관장소 확인(문 닫힌 장에 보관) 6. 세탁물 집화장 - 주 2회 이상 소독, 취급상 주의사항, 관계자 외 출입 금지 확인 7. 세탁물 수집 장소 - 상투 묶음, 수집 자루에 방수비닐, 노란색 뚜껑 닫힘을 확인 8. 청결 세탁물 운반 용기(덮개 씌운 것), 오염 세탁물 운반 용기 구분 확인, 주 1회 이상 소독 확인(락스 100배 희석액 및 소독 와입스) 9. 세탁직원 교육 확인(연 4시간)
8.6	환자치료영역의 청소 및 소독, 환경관리	1. 청소 용구 구분 여부 확인 - 밀대 : 일반용, 감염용, 화장실용 구분하여 사용 항상 걸어 둘 것, 물 받침대 확인 - 청소 카트 : 손걸레 사용 전/후 락앤락 통, 쿼트, 락스 희석액 비치 - 청소 용구 보관실에 보호구(고글, 장갑, 비닐 가운) 비치 2. 감염 환자 퇴실 병실 - 환경 소독 점검표(병동, 중환자실, 응급실용)를 활용 3. 환경 소독제(쿼트, 락스)는 희석 후 24시간 사용하고 희석 용기(펌핑용)는 매일 씻어서 건조하여 사용 또는 소독 와입스 사용 4. 환자용 커튼 - 6개월마다 교체 - 더럽거나, 얼룩 있을 때. 감염 환자가 사용한 후 커튼은 교체 5. 벽, 창문, 블라인드는 눈에 보이는 더러움이나 얼룩이 있을 때 청소

인증기준	조사항목	조사내용
		6. 혈액이나 체액 쏟아진 경우 ▶ 소량: 10cc 미만인 경우 락스 100배 희석액을 이용하여 닦는다. ▶ 다량: 10cc 이상일 경우 spill kit 이용하여 닦는다. spill kit 사용법 시범 확인 7. **(응급실)** 음압 격리실은 격리 환자가 사용 시 부서에서 근무조마다 점검한다. **(시설팀- 월 1회)** 8. 격리 병실 청소 방법 확인 - 매일 1회 이상 소독, 퇴실하는 경우 모든 물품 소독, 커튼 교체, - 공기 주의 격리 환자 퇴실하는 경우 2시간 환기 후 소독 9. **(응급실)** 청소 및 소독 - 응급실 퇴실하는 환자 병상 표면 소독: 소독 와입스, 환자 침상과 기계류 : 매일 1회 이상 환경 소독제, 눈에 보이는 오염 수시로 먼지가 날리지 않는 방법으로 매일 2회 이상 바닥 (락스 100배) 청소 - 청소 시 감염예방을 위해 장갑, 마스크, 필요시 일회용 가운 착용
8.7	급식 서비스	1. **(조리장)** 식재료 검수 및 보관 - 식재료 검수 : 검수일지 - 식재료 보관 : 종류별 분리(육류, 어류, 채소) - 보관 일자 내용표시, 선입선출 관리, 보관장소 환경관리(온도, 습도 관리) - 소독(감염병 환자 식기 소독), 식재료는 오염방지를 위해 바닥에 직접 두지 않는다. - 조리장 청소 상태 확인 - 음식물쓰레기 관리: 수거통에 담아 잔반 창고에 보관, 수거통은 매회 세척, 소독, 음식물쓰레기는 위탁 처리업체에서 지정된 시간에 매일 수거 - 배식차 관리 : 배식 후 청소 및 소독, 온도관리 - 냉장고 내부 청소: 냉장고 매일 청소, 냉동고 주 1회 염소 소독제 200ppm 청소 2. **(직원 개인위생)** 월 1회 위생교육, 연 1회 건강검진 시행 여부 확인 - 조리 시 위생복, 위생모, 위생화, 식재료 세정 시 앞치마 착용 - 유증상 조치사항: 관계자 보고하여 적절한 조치 받고 치유 전까지 근무 제한

인증기준	조사항목	조사내용
8.8	감염성 질환자 및 면역저하자	1. 공기/비말/접촉 주의/보호 격리 병실 배치 환자 이송 확인 2. 격리실 배치 불가능할 경우 확인 3. 코로나19 코호트 병실 보호구, 포스터, 스티커 확인 4. 감염병 의심 외래환자 관리 절차 5. 환자 보호자 대상 주의사항 안내 6. 감염성 환자 정보공유 방법 확인 7. **(격리) 물품 준비** - 손소독제, 가운, 장갑, v/s기, 격리의료폐기물 - 환자 및 보호자에게 격리 준수사항 교육 여부 - 병실 문 앞 격리 표지 스티커, 침상 라벨 감염 주의 스티커 **의료기기/물품관리** - 가능한 일회용품 사용, 다른 환자와 공유 안 함 - 만약 공유 시 깨끗이 세척 소독 후 다른 환자에게 사용 입실 시 보호구 착용법, 탈의 시점 (공기격리, 비말 격리, 접촉격리, 보호 격리) 확인 8. **(보호 격리실)** 배치, 제공 불가능 시 대응, 격리 표지, 준비 물품 - 양압 시설이 반드시 필요한 환자는 양압 시설 갖춘 의료기관으로 전원 - 부득이 입원환자는 1인실, 병실 문 항상 닫아두며 밀폐해 공기 유입되지 않도록 함 9. **(수술실/시술실)** 감염성 질환자 관리 - 감염성 질환자는 가능하면 당일 마지막 수술/시술 - 수술/시술 전 전산으로 환자의 감염질환 여부 확인 - 수술/시술방 입구에 격리 표지를 부착하고 출입 인력 최소화 - 결핵 등 공기 주의 환자 또는 의심 환자 수술 시 음압을 유지한 수술실에서 - 의료진은 N95 마스크, 수술 끝나고 2시간 환기 후 청소 및 소독 - CJD 환자 수술 후 수술실 소독 ▶ 락스 원액 뿌리고 일회용 종이를 덮어 1시간 경과 후 청소

인증기준	조사항목	조사내용
		10. **(응급실)** 환자 분류소의 감염증상, 감염 여부 평가, 감염 의심 요인 확인, 보호자 명부 작성 - 감염 의심(발열, 호흡기, 소화기 등) 증상 확인, 감염 여부 평가 - 전원/의뢰 환자 소견서, CXR 등 확인 - 환자 분류소 표지 방법 : 손목 명찰 착용 - 환자 분류 담당 의료진 감염예방 및 관리 절차 표준주의 준수하여 진료실시, 필요시 보호구 - 응급실 입구에 방문객 출입 통제 직원 배치, 보호자 출입증으로 출입 통제, 방문객 명부 작성 11. 유행성 감염병에 대한 최신 정보공유 - 원내 게시판의 주간 국내외 감염병 동향자료를 통해 확인, 초진 구역의 게시판에 주요 감염병 동향을 게시 - 감염(의심) 환자 중 타 병원으로 전원/의뢰되어 이송하는 경우 의사가 의무기록에 관련 정보를 기록하여 공유
10.7	직원 안전관리 활동	1. 주사침 자상 예방 지침 - 바늘을 구부리거나, 자르거나, 뚜껑을 다시 씌우는 행위 금지 (다시 씌워야 하는 경우 한 손 사용) - 의료폐기물 용기가 3/4 이상 차면 폐기 (손상성 폐기물 스티커 부착 확인, 혈액 및 체액 매개 감염질환자의 경우 안전주사 바늘 사용, 날카로운 물건 발견 시 집게 사용) 2. 주사침 자상 노출 시 대응 방법 3. eye wash 사용법 4. 직원·안전사고 발생 시 보고체계 **- 감염성 질환에 노출 시** 응급처치 → 부서장 및 감염관리실 보고 → 주간: 관련 진료과 진료, 야간 및 공휴일 : 응급실 진료 → 감염 노출 보고서 작성 → 감염관리실 제출(추후 관리) **- 안전사고 발생 시 (비감염성 질환)** 응급처치 → 부서장 및 안전보건 관리자 보고 → 주간: 관련 진료과 진료, 야간 및 공휴일 : 응급실 진료 → 유해화학물질 보고서 작성(해당 노출 시) / 직원안전사고 발생 보고서 (그 외 안전사고 시) → 보건 관리자/안전관리자 제출(추후 관리)

인증기준	조사항목	조사내용
11.1.9	의료기관 건물의 건축.보수.철거 전, 감염위험평가 수행	의료기관 건물의 건축, 보수, 철거 전 감염위험평가 수행 및 예방관리 자료 확인
11.8	유행성 감염병 대응 체계	1. 유행성 감염병 발생 시 대응 표준 메뉴얼 확인 2. 국가기관(질병관리청 등) 공지 정보 모니터링 및 원내 공유 확인 3. 유행성 감염병 대응팀 구성, 역할, 활성화 절차 확인 4. 유행성 감염병 진료지원 체계 확인 5. 연1회 이상 모의훈련 시행 및 훈련 결과 평가, 개선사항 점검 자료 확인
7.2	의료기관차원의 위험관리체계	감염관리 영역 위험요인 확인, 우선순위선정, 개선활동, 효과평가 및 모니터링

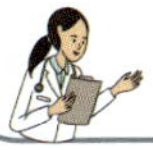

다. 시설 및 환경안전 관리 영역

인증기준		조사항목	조사내용
11.1	ME2	시설환경 안전관리 위원회	위원회 구성, 위원회 역할, 정기적, 비정기적 위원회 운영자료, 위원회 운영결과, 경영진 보고
	ME3	시설 및 환경안전 계획수립	시설 및 환경안전에 대한 계획서 확인 - 시설 안전 점검(시설, 설비, 위험물질, 보안) - 유지, 보수, 개선 계획 - 시설환경 위험성 평가 - 병원 건물의 건축, 보수 및 철거 시 감염위험도 수행 및 관리 - 교육
	ME4	업무 구분 및 책임자 선정	부서별 업무 구분 및 책임 한계 - 시설, 설비, 위험물질, 보안, 의료기기, 의료폐기물, 화재등
	ME5	시설 및 환경안전 관리에 대한 교육	시설 및 환경안전 관리를 위한 관련 직원교육 시행근거 확인 - 교육 대상, 교육 일시, 교육 참석자(출석부) - 시설, 설비, 위험물질, 보안, 의료기기 교육 자료
	ME7	시설 및 환경안전 사고 발생 시 경영진보고	시설 및 환경안전 사고 발생 시 경영진 보고 내용 확인 - 사례가 없을 경우 보고 시스템 확인
	ME8	계획에 따라 시설 및 환경 안전관리	시설 및 환경안전 관리 계획에 따라 수행한 근거 확인
11.3	ME2	유해화학물질 안전관리	1. 유해화학물질의 안전관리 체계 - 유해화학물질 안전관리 계획 매년 수립 시행 - 부서별 안전관리(관리감독자) : 관리감독자 교육 수료 - 유해화학물질 목록: 정기적 관리, 유해화학물질 취급 부서 (목록 작성, 비치) - 유해화학물질의 신규 사용, 교체 및 사용 중단 시 유해화학물질 목록 변경 보고서를 보건관리자에게 제출, 제출된 목록을 시설환경안전관리 위원회에 보고 - 관리감독자는 근무 중 유해화학물질에 노출되지 않도록 부서 내 유해화학물질 관리에 대해 교육 및 지휘 감독 - 노출된 경우 응급조치 후 부서장 보고, 유해화학물질 노출보고서 작성, 보고 처리

인증기준	조사항목	조사내용
		2. 유해화학물질안전관리 가. 신규 유해화학물질의 신청 및 입고 시 절차 신규 유해화학물질 사용신청서, 유해화학물질 목록 변경 보고서와 공급업체 (제조사, 수입사, 유통업자 등)로 부터 받은 물질안전보건자료(MSDS) 1부 보건관리자에게 제출 → 그룹웨어에 공지 나. 유해화학물질 사용 중단 등 변경 시 유해화학물질 목록 변경 보고서 제출 → 보건관리자는 그룹웨어에 공지 다. 시설환경안전관리 위원회 보고, 병원장 결재 (현장방문) 가. MSDS의 게시 및 비치 : 쉽게 볼 수 있는 장소에 관리요령을 게시하고 경고 표지, MSDS 부착 나. 유해화학물질의 보관 - MSDS 지침에 따라 지정된 보관장소에 안전하게 분리 보관 - 밀폐용기, 직사광선 피하고 환기 용이, 열, 스파크, 화염, 고열을 피함, 소량 보관, 음식물 함께 보관하지 않는다. 다. 유해화학물질의 안전한 취급 - 유해화학물질 목록 비치, 용기에 물질명, 경고표지 및 주의사항 부착 확인 - 물질안전보건자료(MSDS): 유해화학물질 취급 부서 비치 - 밀폐된 실내 또는 격리된 공간: 필요 시 국소배기장치를 설치하여 관리 - 특별관리물질을 취급하는 부서 : 특별관리물질 취급일지 작성 비치 라. 유해화학물질 취급 부서의 환경보건 관리 - 작업환경측정 대상 부서 : 작업환경측정 반기에 1회 정기적 위탁 실시 - 보호구 관리 : 유해화학물질 취급부서에 적정한 개인보호구 지급, 보호구(방독마스크, 고글 등)는 사용한 후 보호구 보관함에 보관 마. 유해화학물질 관리상태 점검 - 관리감독자 : 유해화학물질 안전점검 체크리스트(월1회 정기적인 예방점검) - 보건관리자 : 분기마다 점검(유해화학물질 관리실태 점검대장)

인증기준		조사항목	조사내용
			바. 직원건강검진: 배치전 건강검진, 특수 건강검진 사. 유해화학물질 취급자 교육 - 연1회 사이버 교육(전직원), 관리감독자(연간 16시간 관리감독자 교육), - 연 1회 부서원 MSDS 교육, 신규 채용 및 작업변경 시 특별교육 아. 유해화학물질의 용기 파손 또는 주변지역 오염사고 발생 시 대처방법 - 환기, 유해화학물질 Spill kit 이용하여 오염물 제거(보안경과 마스크 착용) →유해화학물질 노출보고서 작성→병원장 보고 자. 폐기 - 유해화학물질 목록 변경 보고서(사용중단) 보건관리자 제출 → 일정량이 모이면 시설팀 폐기물 담당자에게 연락 → 적법하게 처리
	ME4	의료폐기물 안전관리	1. 수집 - 각각의 전용용기 수집, 전용용기에 외부표기사항(배출자, 사용개시 연월일 등)은 배출부서에서 기재 - 골판지류 상자형 용기: 내부 봉투형 용기, 내부 주머니를 붙이거나 넣어서 사용 - 다른 전용용기로 옮겨 담는 행위 금지 2. 운반 - 의료폐기물 운반전용 수레로 의료폐기물 창고로 운반, 락스 100배 희석액 (주1회 이상 소독) 3. 보관(폐기물 보관장소: 절차에 따라 폐기물 보관, 보관 장소의 청소 및 소독) - 격리의료폐기물: 7일 - 조직물류폐기물, 병리계폐기물, 생물 · 화학폐기물 및 혈액오염폐기물과 일반의료폐기물:15일 - 위해 의료폐기물 중 손상성 폐기물: 30일 - 조직물류 폐기물: 전용냉장시설에서 섭씨 4℃ 이하로 보관 - 의료폐기물은 밀폐된 전용의 보관창고에 보관

인증기준		조사항목	조사내용
			4. 보관시설 - 냉장시설: 섭씨 4℃ 이하 유지, 온도계 부착 - 보관창고와 냉장시설: 주 1회 이상 락스 100배 희석액으로 소독 - 외부인의 출입 제한, 의료폐기물의 종류, 양 및 보관기간 등을 기재한 표지판 설치 5. 처리 - 적법한 처리업체에 의뢰하여 전량 위탁(운반, 재활용, 처분과 관련된 서류 또는 전산시스템 확인) - 의료폐기물 보관창고 : 주1회이상 처리하도록 - 폐기물 적법시스템 이용 6. 관리 - 환경관리자: 폐기물 관리법 제35조에 의거 환경부령으로 정한 교육, 발생부서별 관리책임자 선정
11.4	ME3	보안사고 발생시 보고체계	보안사고 발생 시 보고체계
	ME4	병문안객 지속 관리	병문안객 출입관리 확인 - 일일 병문안 허용 시간대 - 병문안 제한이 필요한 대상군 - 병문안객이 지켜야 할 감염예방 수칙 - 병문안객 명부 작성 및 관리 : 병문안객 장부는 퇴원 후 30일까지 보관 후 폐기 - 병문안객 관리 시설 또는 인력배치 확인
11.5	ME2	의료기기 위원회	1. 의료기기위원회 운영자료 - 위원회 구성, 위원회 역할, 정기적,비정기적 위원회 운영, 위원회 운영 결과 경영진 보고 - 의료기기 안전관리 계획, 의료기기 목록관리에 관한 사항 의료기기 운영 및 예방점검에 관한 사항 2. 의료기기 안전관리 계획 수립
	ME3	의료기기 안전 관리자	직무기술서 및 인사자료 확인, 안전 관리자 교육 이수증 확인 (매년)

인증기준		조사항목	조사내용
	ME4	의료기기 관리	1. 의료기기 목록 관리 - 의료기관 전체 의료기기 목록화 - 위험 수준에 따른 의료기기 분류(고위험/중위험) - 목록의 정기적인 갱신 - 목록별 점검 주기(고위험 의료기기 연2회, 중위험 의료기기 연1회, 일반의료기기 일상점검) 2. 시험용(DEMO) 의료기기 관리 - 사용 평가서 작성
	ME5	의료기기 예방점검	1. 일상점검 수행 : 매일 2. 정기점검 수행 - 의료기기에 점검확인 라벨 부착 ; 점검 수행부서, 수행자, 점검일자 등 - 관리대장에 기록 : 점검 수행부서, 수행자, 점검일자, 점검내용 등
	ME6	의료기기 회수 절차	의료기기 회수가 있는 경우 절차 준수 확인 - 회수공문 접수, 보유량 확인 및 회수처리, 회수 의료기기관리 기록부 작성, 원내 공지 유무 확인 - 회수 의료기기가 없는 경우 : 회수 절차 확인
	ME7	의료기기 오작동 및 안전사고 발생 시 대처 방법	의료기기 고장 시 : 사용 중지하고 시설팀 연락, '수리 중' 팻말부착, 의료기기 오작동 및 안전사고 발생 시 대처 절차 확인
	ME8	의료기기 부작용 발생 시 보고절차	의료기기 부작용 및 안전관련 사건/사고 발생 시 보고 및 조치한 자료 - 원내 보고 및 조치 - 원외 보고 : 관련법 준수 - 결과 보고 : 경영진 보고 - 사례가 발생하지 않았을 경우 : 의료기기 부작용 발생 시 보고 절차 확인
11.6	ME2	화재 안전관리 계획	화재 안전관리 계획 수립 확인 - 시행 시기 및 예산 - 화재 안전을 위한 점검, 정비, 교육, 훈련 등의 내용을 포함한 연간계획서 - 경영진 보고 확인

인증기준	조사항목	조사내용
ME3	화재 예방점검	화재 예방점검 확인 1. 법정 점검 : 종합 정밀점검(연1회 이상), 작동기능 점검 - 연 1회이상, 2년간 자체 보관 : 종합 정밀점검, 작동기능점검 결과서 점검 후 7일 이내 관할 소방서장에게 제출 2. 소방시설 점검 확인 가. 주간, 월간으로 점검, 점검내용 점검기록부 기록 나. 소방안전관리자는 소방 시설 외 소방상 필요한 점검 : 월 1회 - 소화 설비 : 소화기, 옥내외 소화전, 스프링클러 - 경보 설비 : 자동화재 탐지 설비, 비상 방송설비, 가스누설 경보기 - 피난 설비 : 피난기구, 인명구조 기구, 유도등 및 유도 표지 - 소화용수 설비 : 상수도 소화용수 설비, 소화수조 - 소화활동 설비 : 제연설비, 연결 송수관 설비, 비상 콘센트, 설비 무선송신 보조설비 - 대피로 점검 - 비상구 점검 : 피난 시 방해가 될 수있는 물건 적재 유무 점검
ME4	소방 훈련	소방훈련 계획에 따른 시행 확인 - 소방훈련은 연1회이상 관할소방서와 연계하여 실시 - 소방 훈련 내용 : 소화, 화재 통보, 피난 등 - 소방 훈련 실시 후 결과 기록 및 평가서 작성
ME5	소방 안전 교육	전 직원 소방안전교육 계획 및 시행 결과 확인 1. 직원 자격점검표 확인 : 대상자 교육이수 여부 확인 (의사, 간호사, 기타인력, 연1회 사이버 교육) 2. 소방안전 교육 내용 : 화재발생 시 대응 체계 - 신고체계 - 피난층 위치, 안전구획 위치, 피난시설의 위치와 피난경로 설정 - 환자(보호자)의 대처요령 안내 - 직원의 업무분담, 환자 및 직원등의 대피장소 지정 - 환자유형별 대피 계획 및 환자후송 - 산소등 의료가스 안전한 보관 및 취급 방법 - 소화기 사용법

인증기준		조사항목	조사내용
	ME8	금연 규정 준수	흡연자 발견 시 대처 방법 - 금연 구역 공지, 안내 및 관리(금연 표시판, 게시물), - 흡연구역 지정(소화기 비치) - 금연 교육 : 연 1회 이상 사이버 교육, (현장점검) 금연 관리가 이루어지고 있는지 점검 : 흡연 부스 확인 병원 내 담배꽁초 확인
11.7.1	ME1	재난관리 체계	재난관리 체계 확인 - 재난 시 의료기관 내(외)부 의사소통 체계 - 대응팀 구성 및 역할 - 환자 진료 - 의료기기 및 물품확보 확인 및 재난 시 제공 가능한지 확인
	ME2	재난 모의훈련	재난 모의훈련 결과 확인 - 모의훈련 계획 - 수행 결과 평가 - 평가결과에 따라 취약부분 개선방안 수립 및 적용 - 경영진 보고 ※ 모의훈련 시행못한 경우 도상훈련도 대체가능
7.2	ME1	위험관리체계	1. 시설환경안전 연1회 위험성평가 체크리스트 통한 위험도평가 또는 연2회 시설안전 라운딩 2. 재난영역 연1회 재난 위험도 평가, 재난대비 훈련 시행 3. 위험관리 활동계획 수립, 위원회 승인
	ME2	위험요인 확인	1. 시설환경안전: 연1회, 시설환경안전 라운딩 자료 확인 - 위험요인 기록 방법 및 틀: 위험등록부 작성 2. 재난영역: 위험평가 자료
	ME3	우선순위 평가	위험평가방법, 평가주기(연1회) 확인

인증기준		조사항목	조사내용
	ME4	위험요인 분석 및 개선	1. 시설환경안전: 위험평가에 따른 개선활동 확인 2. 재난영역: 재난훈련 계획 확인
	ME5	개선활동 효과 모니터링 및 평가	1. 개선활동 전후 위험도 평가 2. 개선활동 후 효과평가 3. 시설 경우 개선활동 결과물 4. 재난 모의훈련 결과 평가
	ME6	위험관리 활동 결과 경영진 보고 및 관련직원 공유	위험관리 활동 결과 경영진 보고 및 관련직원 공유

[설비시스템 관리 조사표]

[출처: 4주기 급성기병원 인증조사 표준지침서]

※점검결과(미해당 제외) 중 '충족'으로 판정된 항목의 비율로 결과 판정

기준	구분		결과		
			충족	미충족	미해당
전기설비 (11.2 ME.2)	전기설비 안전점검	법정 정기검사			
		자가 안전점검			
	자가발전 시설	설치			
		발전기 자동 전환 차단기 설치			
		발전기 무부하 및 부하 운전 기록 (유지관리 및 작동 시험 주기적 시행, 기록 보관 및 보존)			
		발전기에서 각층(병원)으로 공급하는 차단기에 명판 부착			
		비상전원 공급 알림 표식(콘센트 등)			
	전기실 안전관리	통제구역 표시			
		청소 상태			
		위험요인 점검(동물침입, 누수 등)			
	발전기실 안전관리	통제구역 표시			
		청소 상태			
		위험요인 점검(동물침입, 누수 등)			

기준	구분			결과		
				충족	미충족	미해당
급수설비 및 수질감시 (11.2 ME.3)	저수조 관리	수질 검사(연1회)[1]				
		저수조 청소 및 소독(연2회)[1]				
		저수조 위생관리 상태 점검(월1회)	저수조 주위 상태 점검			
			저수조 뚜껑 관리 : 잠금 상태			
		저수조 사다리 안전				
		저수조 통제구역 표시				
	냉·온수기 및 정수기 관리	필터 교체				
		주변 환경 관리				
	냉각탑관리	레지오텔라 검사[2]				
		약품 투입				
의료가스 및 진공설비 (11.2 ME.4)	의료가스 안전점검	검사기관의 안전점검				
		자가 안전점검	의료가스 재고량, 사용압력, 공급압력 일일점검			
			진공탱크 및 진공펌프의 작동상태 일일점검			
	의료가스 안전관리	의료가스 용기 충전기한 경과여부				
		의료가스 용기 고정 및 전도위험 자체점검 : 보관실				
		의료가스 용기 고정 및 전도위험 자체점검 : 사용장소				
		위험한 상황(산소 감소) 발생 시 알람 여부				
		배관에 가스 명칭 및 흐름 방향 표시				
		의료가스 보관실(보관 장소) 통제구역 표시				
		의료용 산소발생기 주변 화기 유무				
		의료용 산소발생기 설치장소 환기 여부				
실내공기질 (11.2 ME.5)	환기시설 관리	담당자 지정, 운영 및 유지·관리 매뉴얼 마련				
		환기시설 운영 대장				
		정기점검 및 필터 교체, 청소 시행				
	공기질 안전점검	실내공기질 측정				
	공기질 안전관리	기계실(공기조화기계실) 일상자가점검[3]				
		공기조화장치 필터 관리[4]				
		냉난방시스템(에어컨) 실외기 및 필터 관리[4]				
		디퓨저 청소				

1 소방용수 또는 수세식 화장실 용수 등으로만 사용하는 경우 '미해당'
2 자체 또는 보건소 등 모든 검사 인정
3 공기조화기계실, 시스템 에어컨류 실외기/실내기, 급배기 Fan 류 포함
4 청결상태 점검 및 청소 시행, 필터 교체 포함

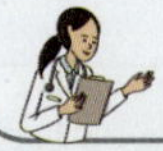

라. 의약품 관리

인증기준		조사항목	조사내용
1.2	ME3	필요시처방(p.r.n)	1. 필요시 처방 가능(또는 불가능)한 처방 선정 및 관리자료 확인 2. 목록갱신.관리 자료확인
3.2.4	ME1	항암화학요법 관리	규정에 맞게 보관 및 투약, 폐기(생물.화학폐기물)
4.1	ME1	의약품 관리위원회 운영	위원회 구성, 위원회 역할, 정기적, 비정기적 위원회 운영자료, 위원회 운영 결과 경영진 보고 확인
	ME2	의약품 관리 사업계획서	사업계획서 확인 - 위원회 승인, 위원회 활동 내용
	ME3	경영진 보고	사업계획에 따른 수행, 평가, 필요시 계획 재수립, 개선 활동 등 경영진 보고 내용 확인
	ME4	관련 직원공유	관련 직원공유 근거 서류 확인
4.2	ME2	의약품 선정	1. 의약품 선정 심의 과정, 적응증, 안전성 및 유효성, 경제성, 소모 부진 의약품 검토, 긴급의약품 선정 2. 선정 결과에 대한 근거 서류 3. 위원회 승인 근거 서류
	ME3	의약품 정보 제공	1. 의약품 정보 제공 근거 2. 최신 의약품 정보 정기적 갱신 확인 - 관련 직원공유, 위원회 및 병원장 보고
	ME4	의약품 재고 없는 경우 확인 절차	1. 사례가 있는 경우 : 근거 서류 확인 가. 처방의에게 통보, 대체 의약품 알리는 과정 유무 나. 재고가 없는 의약품 공지(이메일, 원내 게시판 등) 다. 대체 의약품 정보 제공 2. 사례가 없는 경우 : 절차 확인
	ME5	의약품 공급되지 않는 경우 확보 절차	1. 사례가 있는 경우 : 근거 서류 확인 가. 의약품 긴급 확보하는 절차 및 방법 나. 일상적 공급 불가 시 의약품 확보 절차 및 방법 다. 약제실 업무 종료 후 의약품 사용이 필요한 경우 확보 절차 및 방법 2. 사례가 없는 경우 : 절차 확인
4.3	ME2	의약품 보관	(현장 확인) 비치 의약품 목록관리 - 연 1회 검토(비치부서와 동일)

인증기준	조사항목	조사내용
ME3	의약품 보관상태 감사	1. 전체 의약품 정기적 감사 여부 확인 가. 감사내용 : 보관 방법(냉장, 차광), 유효기간, 목록 수량 일치 여부(부서비치 의약품) 나. 정기적인 감사, 점검 기록지, 유효기간 3개월 이내의 의약품 반품 처리 2. 부서 내 비치 의약품 감사(현장 확인) 가. 비치부서는 매일, 매 근무 번 목록과 수량 일치 확인 나. 의약품명, 수량 유효기간, 필요시 경고문 표시 보관 - 약제팀에서 냉장, 차광 등 보관 방법 준수, 수량, 유효기간 확인, 점검 기록지 정기 점검 - 비상마약류(마약, 향정) 매월 재고, 보관상태, 유효기간 점검 3. 불량 및 파손 의약품, 유효기간 경과 의약품 회수 방법 확인(현장 확인) - 파손, 불량, 유효기간 만료 6개월 이내의 의약품 교환 4. 유효기간 관리(현장 확인) 가. 약제팀 내 만료 기간 3개월 이내는 반품, 교환 원칙 나. 비치 의약품은 연 4회 점검하며 유효기간 임박한 약품은 약제팀과 교환 다. 유효기간 경과 의약품의 처리 시 반품 및 교환 근거자료, 손실보고서 자료
ME4	응급의약품 보관 및 관리	1. 응급의약품 의약품 목록(현장 확인) 가. 응급카트 의약품 목록 약제팀과 부서 각각 동일하게 비치 나. 변동사항이 있을 시 수정하고 관리대장에 기록 다. 약제팀에서 정기적으로 비치부서 유효기간, 수량 점검 라. 미개봉 여부 매 근무 시 확인, 교대근무가 아니면 매일 점검
ME5	마약류 및 임시마약류의 보관 및 관리	1. 보관 가. 이중 잠금장치가 있는 철제 금고(마약), 향정(잠금장치가 있는 장소) 나. 교대근무 시 정확한 수량 인수인계, 기록

인증기준	조사항목	조사내용
		2. 비상 마약류 관리 가. 비상 마약류 비치 협조문, 병원장 승인 나. 비상 마약류 관리(저장시설 점검부 작성, 월 1회, 2년 보관) 3. 반납 가. 마약류 폐기요청서, 사고마약류 처리 절차 확인 나. 잔여 마약류 폐기요청서, 잔여 마약 처리 절차 확인, 잔여 마약류 대장 2년 보관 다. 사고마약류 발생 보고서(NIMS), 병원장 보고 4. 마약류관리자 업무 가. 연 1회 정기적 교육 나. 마약 및 향정신성 의약품 관리 대장 2년간 보관
ME6	위험 의약품 보관 및 관리	고위험 의약품 보관 및 관리 - 목록: 약제팀에서 연 1회 검토 관리, 원내 게시판 통해서 직원공유 - 항암제 관련 자료
ME7	주의를 요하는 의약품 보관 및 관리	고주의의약품 보관 및 관리 고주의의약품 목록관리, 온도점검일지(냉동고, 냉장고, 1회/일)
ME8	의약품 회수 절차	1. 의약품 회수 절차 확인 2. 식약처의 안전성 속보, 불량의약품 공문, 원내 불량의약품 보고의 약품 회수(병원장, 약무위원장 보고, 해당 코드 삭제, 관련 직원 공지, 원내 게시판 공유, 전량 회수, 공급처에 반품 - 공문, 반품 대장, 반품 거래서, 위원회 보고) 가. 절차에 맞게 의약품 회수 나. 회수 의약품 원내 공지 다. 의약품 코드 삭제 및 처방받은 환자 의약품 반품 처리

인증기준		조사항목	조사내용
4.4	ME2	처방	1. 의심되는 처방의 내용이 있을 경우 - 필요시 의문 사항에 대한 의사의 답변, 조치사항 전산에 기록 - 위험한 결과가 예상되는 처방의 중재일 경우 해당 진료과장 연락 후 전산 문의 이력 기록
	ME3	적격한자가 의약품 조제 전 처방감사	1. 약사면허증, 직무기술서, 보수교육(분기), 신규교육 근거 (교육내용, 출석부) 2. 조제 전 처방감사 확인 - 의약품명, 용량, 빈도, 투약 경로 상호작용, 병용금기, 체중 등의 검토 수행 3. 처방감사 결과에 대해 처방 중재 실패한 경우 대처 방안 - 의사에게 처방 확인, 연락되지 않을 경우 같은 진료과 의사나 당직 의사에게 확인 - 필요시 의문 사항에 대한 의사의 답변, 조치사항 전산 문의 내역에 기록 4. 위험한 결과가 예상되는 처방 중재 실패 경우 대처 방안 - 해당 진료과장 연락 후 전산 문의 이력 기록
	ME5	상시 의약품 조제	1. 공휴일 및 야간 의약품 조제 절차 확인 - 상시 조제가 이루어지지 않을 시 관리 - 약국 출입 대장 기록
	ME6	조제 환경관리	1. 의약품 조제 장소 : 출입 통제 2. 조제 공간 구획 및 청결 상태 확인 3. 환기시설(산제 조제 구역의 집진 장비, 무균 조제 구역) 구비 확인 및 청결 4. 조제대 및 조제기기 청결 확인 가. 일반 조제실 일일 조제 전, 후 조제대, 감사대 83% 알코올로 청소

인증기준	조사항목	조사내용
		나. 산제 조제대 - 조제 전후 83% 알코올 소독 건조, pre filter 매월/ medium filter/연1회 교체 - 분쇄기 칼날 진공청소기로 청소 후 83% 알코올, 소독, 건조 다. 조제 도구 - 일일 조제 전·후 83% 알코올 소독 - 정제 자동 분포기의 조제판은 일일 조제 전·후 83% 알콜 및 마른 거즈로 청소 - 정제 자동 분포기는 매월 내부 청소를 실시
		(관찰) 병동 1. 의약품 준비구역 구획 및 청결 상태 확인 2. 의약품 준비구역 일반인 접근 어렵도록 관리 3. 의약품 준비구역 테이프 표시 인정 안 됨
ME7	의약품 조제	1. 의약품 조제 시 위생관리(손 위생, 필요시 장갑 착용) 2. 조제 시 개인보호구 착용(마스크, 장갑) 3. 조제 시 주의를 요하는 의약품(TPN) 관리 확인
ME8	주사용 의약품 관리	(관찰) 병동, 중환자실, 응급실 1. 일회용 주사기 및 주사침 전용 용기 폐기 확인 2. 카테터, 수액 세트 규정대로 교체 여부 확인
ME9	조제 후 감사	조제 과정 확인, 외형감사 확인
ME10	의약품 조제 시 라벨링	라벨링 – 환자명, 의약품명, 용량 및 투여경로, 용법 표기 확인
ME11	의약품 안전한 운반	(관찰) 병동, 약국 1. 적절한 운반 방법(냉장, 차광) 확인 2. 파손 및 분실 예방 3. 적절한 운반 용기 사용 확인

인증기준		조사항목	조사내용
4.5	ME2	적격한 자가 의약품 투여	(의사, 간호사 현장 확인) 의사, 간호사의 직무기술서, 진료권한정의서
	ME5	투약 설명	1. 투약 설명 대상, 투약 설명 절차 2. 투약 설명 - 복약 상담 시행 후 복약지도 후 전산 기록
	ME6	의약품 폐기	(간호사 현장 확인) 고위험 의약품 폐기 방법 확인 (헤파린, 인슐린) 마약류 폐기 확인
	ME7	지참약 관리	(간호사/약사 현장 확인) 1. 지참약 투약원칙 - KIMS 식별의뢰/회신 프로그램을 이용하여 식별 2. 입원 당일 지참약 식별 불가능한 경우 절차 - 처방전이 있으면 대체 약품 처방, 없으면 지참약 투약 불가능 3. 지참약 정보공유 확인 4. 지참약 보관 - 별도로 보관함에 보관 5. 환자 및 보호자 교육 확인 - 입원 시 지참약 안내문 6. 지참약 허용이 안 되는 경우 관리 절차
4.6	ME2	의약품 부작용 발생 시 절차	1. 부작용 모니터링 절차 확인 - 약물 이상 반응 보고 프로그램을 통하여 약제팀에 보고 - 의약품 이상 사례 보고서 작성 2. 절차에 따라 모니터링

인증기준		조사항목	조사내용
			3. 절차에 따라 평가 - 담당자 자격 및 평가기록 - 위원회 소속 의사 및 간호사 - 자료를 분석하고 WHO-UMC(Uppsala Monitoring Center) 평가 기준을 이용하여 인과성을 평가하여 평가결과 기록 4. 부작용 모니터링 최종결과 보고서 확인 5. 경영진 보고 확인 - 병원장 결재, 연 1회 이상 보고 - 한국의약품안전관리원 연 1회 이상 보고 6. 관련 직원공유 - 이상 사례 발생 환자는 전산의 ADR 화면 - Serious AE가 보고된 환자에게 해당 의약품 처방 시 팝업창 - 분석력과 원내 게시판 직원공유 7. 해당 사항 없을 경우 절차만 확인

인증기준		조사항목	조사내용
12.1	ME2	의료정보/의무기록관리 위원회 운영	위원회 운영 관련 자료 확인 1. 위원회 구성, 역할, 정기적, 비정기적 위원회 운영 2. 위원회 운영 결과 경영진 보고 및 직원공유
	ME3	의료정보/의무기록관리 위원회를 운영하는 적격한 자	(보건의료정보 관리사) 1. 보건의료정보 관리사 면허증 2. 연간 8시간 보건의료정보 관리사 보수교육 이수, 직무기술서 확인 3. 의무기록 성과 관리 - 의료정보/의무기록 관리와 관련된 성과를 매월 산출, 병원장에게 보고 - 의료정보관리위원회에 정기적 보고 - 공문 또는 메일 등을 통해 의료진 등 관련 직원공유
	ME4	의무기록 수정, 추가기록 등 정정 관리 수행	규정에 따른 의무기록 정정 관리 관련 자료 확인 1. 표준화된 기록의 형식과 내용 및 작성(의무기록 작성 기준) 가. 의무기록은 의료정보관리위원회 심의를 거쳐 인증된 서식을 이용하여 작성 나. 퇴원 전 완결하는 것을 원칙 2. 주 진단명 표기 방법 및 표준화된 진단(수술 및 처치) 코드 사용 3. 금기 약어, 기호 목록관리 4. 의무기록 수정, 추가기록 등 정정 관리 가. 의무기록의 수정, 추가기록을 수행하면 정정 관리

인증기준	조사항목	조사내용
		나. 의무기록의 일관성을 유지하기 위하여 해당 내용의 정정에 따라 영향이나 연관이 있는 기록이 있는지를 전산 자료 및 기타 기록지 등을 확인/영향을 받는 기록이 있는 경우 작성자 확인하여 통보/의무기록의 사본 발급된 이력 조회 확인 - 정정 이력 관리를 위해 정정 전의 의무기록을 출력하여 보관, 전산에 이력 기록 - 정정 전의 의무기록 출력물과 정정 관련 서류, 정정 이력은 3년간 보관 1) 대상 2) 정정 신청자 3) 환자 본인 또는 환자 법정대리인의 정정 절차 - 환자용 의무기록 정정신청서 → 원무 심사팀으로 제출 의무 → 기록 작성자가 정정 4) 법적 보관기간이 경과한 의무기록에 대한 정정 요청 - 개인정보 보호법 시행규칙에 따라 개인정보 열람, 정정 · 삭제, 처리정지 요구서 작성 → 원무 심사팀에 제출 → 다른 법령에 특별한 절차가 규정되어 있는지 확인한 후 필요한 조치/필요한 증빙자료를 제출 → 10일 이내에 개인정보 정정 · 삭제, 처리요청 요구에 관한 결과 통지서를 통해 정정 결과 통지 5) 의무기록 작성자의 정정 절차 - 미완결 의무기록인 경우 정정 절차 없이 작성 가능 - 의무기록 작성자용 정정신청서 제출(부서장의 결재) → 원무 심사팀 제출 → 정정 6) 환자의 일반 개인정보 변경 7) 복수의 의무기록 작성자에 의해 작성된 의무기록의 정정 8) 의무기록 작성자 부재 시(작성자와 연락이 불가능한 경우 정정의 권한은 해당 부서장에게 있다.)

인증기준		조사항목	조사내용
	ME5	의료정보/의무기록의 접근을 제한 및 관리	규정에 따른 의료정보/의무기록 접근권한 관련 자료 (관찰) 의무기록 보관장소 출입 관리 1. 접근권한 관리 가) 입사 시 - 채용 및 외부 계약 시 적절한 신원 검증 후 (개인) 정보보호 및 보안(교육)서약서 → 사용자 계정인 사용자 ID와 임시 비밀 번호 부여 - 사용자 그룹별로 적용, 의무기록 등 병원정보시스템 접근권한 부여 - 의무기록 등 병원정보시스템의 접근권한 정기적으로 재검토 나) 퇴사 시 - 퇴직자 협조 전, (개인) 정보보호 및 보안서약서 작성 다) 전자의무기록에 사용되는 전자서명의 발급, 갱신, 폐지의 제반 업무는 관련 프로그램을 통해 수행하며, 갱신은 1년 단위로 실시 및 관리 2. 개인정보보호 및 보안정책 위반 시 처벌 개인정보보호 규정 위반 사례 조사 보고서 작성 3. 직종별 의무기록 접근권한 4. 전자서명 발급 및 관리 - 개인용 인증서 신청서, 신분증 사본 제출 - 유효기간 1년, 매년 갱신 5. 의무기록 손상, 분실, 변조 등의 예방 관리 - 의무기록 손상, 분실, 변조의 예방 관리를 위해 의무기록 정정 지침 위반 여부 월 1회 이상 점검 - 위반 시 → 의무기록 관리 부서장에게 보고 → 의료정보관리위원회 보고 → 심의를 통해 후속 조치

인증기준	조사항목	조사내용
		6. 의무기록의 보관, 유지 및 파기 방법 가. 전자의무기록을 안전하게 관리 보존하기 위한 장비 나. 병원 정보시스템의 설치 장소는 별도의 접근통제구역으로 구분하여 충분한 보안(잠금)장치와 화재방지시설을 갖추고 출입 통제 다. 출입 통제 구역 등 통제시설, 잠금장치 라. 문서 및 정보는 정하여진 안정된 장소에 보관/ 접근제한 구역에 보관하며 잠금장치와 소화 시설 구비(하론 소화기) 마. 컴퓨터 서버와 손상, 변조 불가능한 별도의 백업 장치에 저장· 보관/ 백업 서버의 사본 저장 정기적 실시
ME6	의무기록 사본 발급을 관리	규정에 따른 의무기록 사본 발급 관련 자료 확인 1. 사본 발급 절차 가. 의무기록 사본 발급 이력을 관리 나. 다른 의료기관에서 진료를 위해 요청하는 경우 : 복사 대장 관리 다. 의료법 및 기타 법률에 따라 의무기록 사본 제공이 의무 사항인 경우 : 발급 이력을 남긴 후 사본 발급 2. 진료 정보 비밀보호 신청자에 대한 열람 및 사본 발급 금지
ME7	의무기록 대출, 열람 및 반납을 관리	규정에 따른 의무기록 대출, 열람 및 반납 관련 자료 확인 – 열람 이력(사용자별, 열람용도 별, 환자별) 관리
ME8	금기 약어 및 금기 기호 관리	규정에 따른 금기 약어 및 금기 기호 관리 접근권한 관련 자료 확인 1. 등록되지 않은 약어사용이 필요한 경우 약어등록 요청 2. 금기 약어, 기호의 사용에 대한 자료를 정기적으로 산출 3. 금기 약어, 기호의 추가, 수정, 삭제 등에 관한 사항은 의료정보관리위원회 심의 및 의결

<table>
<tr><th colspan="2">인증기준</th><th>조사항목</th><th>조사내용</th></tr>
<tr><td rowspan="6">12.2</td><td>ME1</td><td>의학적 초기 평가기록 작성</td><td rowspan="6">1. 의무기록의 작성

2. 의무기록 서식의 종류와 내용

3. 의무기록의 작성 시한 및 기록 주기

가. 의무기록은 당일/ 퇴원 기록은 퇴원 전/입원 초진, 초기 간호 정보는 입원 24시간 이내 작성 원칙

나. 경과 기록은 인증 규정에 맞게 작성

다. 각종 검사 결과 : 해당 검사 결과 규정 이내

라. 수술계획 및 시술 계획은 수술 및 시술 전 (응급은 수술/시술 후 24시간 이내)/ 수술 후 기록 및 시술 후 기록은 수술실 및 시술실 퇴실 전/ 수술 후 치료계획 및 시술 후 치료계획은 수술 및 시술 후 24시간 이내 작성/ 수술 기록지는 수술 후 48시간 이내/ 마취 평가서 마취기록, 회복실기록은 해당 규정에 정한 시간 이내에 작성

- 타과의뢰 기록지, 전출 기록, 전입기록, 입실 적정성 평가 및 동의서, 기타 보고서는 해당 규정에서 정한 시간 이내에 작성

- 처방, 응급의료기록, 간호기록은 즉시 기록

- 입원환자 기록은 퇴원 전

4. 의무기록 완결도 관리

- 완결되지 못한 미완결 의무기록은 환자 퇴원 후 30일 이내 완결

- 월 2회 이상 미완결 의무기록 건수를 해당 전문의에게 통보/월 1회 이상 미완결 의무기록 통계 및 미완결 의무기록 현황 진료과, 의사별로 경영진에게 보고 및 결재 → 해당 과장에게 고지

- 미완결 의무기록이 작성되지 않을 경우 진료부장, 부원장, 병원장에게 보고 → 결재를 득한 후 완결 시까지 독려</td></tr>
<tr><td>ME2</td><td>간호 초기 평가기록 작성</td></tr>
<tr><td>ME3</td><td>경과기록 작성</td></tr>
<tr><td>ME4</td><td>간호기록 작성</td></tr>
<tr><td>ME5</td><td>수술/시술 기록 작성</td></tr>
<tr><td>ME6</td><td>마취기록 작성</td></tr>
</table>

인증기준		조사항목	조사내용
12.3	ME2	환자 진료 지원	환자 진료 지원 관련 서류 확인
	ME3	교육, 연구 및 질 관리를 위한 지원	1. 의무기록 관련 자료 요청서 → 해당 부서장의 결재를 득한 후 요청 2. 통계 자료의 지표 정의 : 산출 주기는 월별, 연도별 산출을 원칙
	ME4	경영관리 지원	
	ME5	보건정책 기관에 정보 제공	
12.4	ME2	개인정보보호 책임자와 실무담당자 선정	1. 개인정보보호 최고책임자 지정 개인정보보호 실무책임자 지정 개인정보보호 실무담당자 지정 정보보안 실무담당자 지정 2. 연 1회, 외부 전문기관에서 교육 이수 및 직무기술서 확인 3. 물리적 보안 실무책임자 지정 물리적 보안 실무담당자 지정 보안 교육 담당자 지정 4. 개인정보 취급관리 책임자 지정
	ME3	개인정보 보호를 위한 보안체계가 있다.	(서류) 개인정보보호 보안체계 관련 서류 검토 1. 접근통제구역 지정 및 출입 통제 구역 관리대장 2. 정보시스템 접근 통제 3. 정보시스템 접속기록의 보관 및 위변조 방지를 위한 절차 확인 4. 규정 위반사례 관리 5. 표준 개인정보 처리 위탁 계약서 6. 정보자산 반출·입 현황 7. IP 발급 현황 8. 휴대용 저장매체 관리/사용 대장 9. 로그 검토 결과 보고서 10. 침해사고(보안사고 취약점) 현황 11. 개인정보 유출 현황

인증기준		조사항목	조사내용
	ME4	접근통제구역에 대해 출입 관리한다.	(관찰) 접근통제구역(서버실) 출입관리 관찰확인 인가된 사람만이 출입하도록 별도의 출입증 제공, 출입기록 관리
	ME5	정보시스템 접근 통제 및 접근권한 관리	- 정보시스템 접근 통제 및 권한관리 관련 서류 확인
	ME6	정보시스템 접속기록을 보관하고 관리한다.	- 정보시스템 접속기록 보관 및 관리 관련 서류 확인 1. 접속 이력 기록 2. 개인정보 쓰기, 수정, 삭제, 출력에 대한 접근기록 관리 3. 접속현황에 대한 주기적 모니터링, 비인가자에 의한 정보시스템 접속 방지 4. 접속 이력 관련 위반사례 관리

조사 일정 및 인력배치(4인 4일 기준) 참고: 4주기 급성기병원 인증 기준

① 일차

	조사위원1(의사)	조사위원2(감염)	조사위원3(QI)	조사위원4 (시설 또는 의무 기록)
08:00~08:30	- 조사위원 도착			
08:30~08:45	- (조사팀장) 조사팀, 조사방법, 조사계획 소개 - (병원관계자)병원장 및 경영진, 주요 보직자 소개			
08:45~09:30	**- 병원현황 발표(병원장): 약 20분** **- 질 향상 및 환자안전 활동현황 발표(QI실장): 약 25분**			
09:30~12:30	- 규정 및 문서검토			
12:30~13:30	- 점심식사			
13:30~16:00	**개별환자 추적조사** 수행요원(팀장) 수행요원(서기) 수행요원(통신)	**개별환자 추적조사** 수행요원(팀장) 수행요원(서기) 수행요원(통신)	**개별환자 추적조사** 수행요원(팀장) 수행요원(서기) 수행요원(통신)	**시설투어** 수행요원(팀장) 수행요원(서기) 수행요원(통신)
16:00~17:00	조사위원 결과종합 및 논의(주요쟁점 논의 / 조사일정 조정)			

② 일차

	조사위원1(의사)	조사위원2(감염)	조사위원3(QI)	조사위원4 (시설 또는 의무 기록)
08:00~09:30	- 전일 조사 결과 보고, 당일 조사계획 안내 - **병원장 및 주요 보직자 참석**			
09:30~12:30	**개별환자 추적조사** 수행요원(팀장) 수행요원(서기) 수행요원(통신)	**감염관리 ST** 감염관리실 실장 감염관리실 직원	**개별환자 추적조사** 수행요원(팀장) 수행요원(서기) 수행요원(통신)	**감염관리 ST** 보건관리자 **(조사위원 협의 후 결정)**
12:30~13:30	- 점심식사			
13:30~16:00	**질 향상 ST** 의료질관리실 실장 의료질관리실 직원	**시설환경 ST** 시설팀장 의료기기담당자 화재 담당자	**질 향상 ST** QI활동 부서 대표 지표관리 부서 대표 **(조사위원 협의 후 결정)**	**시설환경 ST** **(조사위원 협의 후 결정)**
16:00~17:00	조사위원 결과종합 및 논의(주요쟁점 논의 / 조사일정 조정)			

③ 일차

<table>
<tr><th></th><th>조사위원1(의사)</th><th>조사위원2(감염)</th><th>조사위원3(QI)</th><th>조사위원4
(시설 또는 의무 기록)</th></tr>
<tr><td>08:00~09:30</td><td colspan="4">- 전일 조사 결과 보고, 당일 조사계획 안내
- 병원장 및 주요 보직자 참석</td></tr>
<tr><td>09:30~11:30</td><td>의약품 ST

약제팀장
약사</td><td rowspan="2">개별환자 추적조사

수행요원(팀장)
수행요원(서기)
수행요원(통신)</td><td>개별환자 추적조사

수행요원(팀장)
수행요원(서기)
수행요원(통신)</td><td>개별환자 추적조사

수행요원(팀장)
수행요원(서기)
수행요원(통신)</td></tr>
<tr><td>11:30~12:30</td><td>개별환자 추적조사

수행요원(팀장)
수행요원(서기)
수행요원(통신)</td><td>경영진 인터뷰
서류검토</td><td>시설환경 미비점
현장방문

수행요원(팀장)
수행요원(서기)
수행요원(통신)</td></tr>
<tr><td>12:30~13:30</td><td colspan="4">- 점심식사</td></tr>
<tr><td>13:30~16:00</td><td>인적자원 ST-의사
인사담당자</td><td>인적자원 ST-간호사
인사담당자</td><td>인적자원 ST-기타
인사담당자</td><td>개별환자 추적조사

수행요원(팀장)
수행요원(서기)
수행요원(통신)</td></tr>
<tr><td>15:00~16:00</td><td colspan="4">- 경영진 인터뷰 : 병원장 및 경영진, 의료질관리팀장 참석</td></tr>
<tr><td>16:00~17:00</td><td colspan="4">조사위원 결과종합 및 논의(주요쟁점 논의 / 조사일정 조정)</td></tr>
</table>

④ 일차

	조사위원1(의사)	조사위원2(감염)	조사위원3(QI)	조사위원4 (시설 또는 의무 기록)
08:00~09:30	- 전일 조사 결과 보고, 당일 조사계획 안내 **- 병원장 및 주요 보직자 참석**			
09:30~11:00	**개별환자 추적조사** 수행요원(팀장) 수행요원(서기) 수행요원(통신)	**의료정보 /의무기록ST** **보건의료정보관리사**	**개별환자 추적조사** 수행요원(팀장) 수행요원(서기) 수행요원(통신)	**의료정보 /의무기록ST** **보건의료정보관리사**
11:00~12:30	- 퇴원환자 의무기록 완결도 조사(**보건의료정보관리사**)			
12:30~13:00	- 점심식사			
13:30~15:30	- 결과 종합 및 보고서 작성			
15:30~16:00	**- 의료기관과 최종 조사결과 상호 확인**			
16:00~17:00	**- 총평(병원장 및 경영진, 주요 보직자 전원 참석)**			

1. 환자 확인은 어떻게 하십니까?
2. 환자가 의식이 없거나 의사 표현이 어려운 경우 환자 확인은 어떻게 하십니까?
3. 환자 확인이 필요한 시점은 언제인가요?
4. 구두/전화처방은 어떤 상황에서 시행합니까?
5. 구두/전화처방 절차는 어떻게 됩니까?
6. 구두/전화처방 금기 약품은 무엇입니까?
7. 필요시 처방(p.r.n)을 위한 목록은 어떻게 관리하고 있습니까?
8. 필요시 처방은 어떻게 내세요? (의사)
9. 혼동하기 쉬운 부정확한 처방을 어떻게 확인합니까?
10. 수술/시술 부위 표지는 어떤 경우에 합니까?
11. 수술/시술 부위 표지 방법은 어떻게 하십니까? (의사)
12. 수술/시술 부위 표지는 누가 시행하며, 환자는 어떻게 참여합니까?
13. 수술 및 침습적 시술 전 환자 확인은 어떻게 합니까?
14. 수술실/시술실 입실시 환자 확인은 어떻게 합니까?

15. 수술 및 고위험 침습적 시술 시작 직전에 타임아웃은 어떻게 하나요?

16. 입원환자 낙상 기록을 보여주세요.

17. 낙상 고위험환자를 어떻게 분류하십니까?

18. 외래, 검사실에서의 고위험환자 분류는 어떻게 하십니까?

19. 고위험환자 낙상 예방 활동은 어떻게 하십니까?

20. 낙상 발생 시 보고는 어떻게 하십니까?

21. 언제 손 위생을 하십니까? 방법은?

22. 입사 후 받은 예방접종은 어떤 것이 있습니까?

23. 건강검진을 받은 적이 있습니까?

24. 근무 중 폭력을 당했을 경우 어떻게 합니까?

25. 폭언 및 성희롱 당했을 경우 어떻게 합니까?

26. 성희롱 예방 및 직장 내 폭행과 관련하여 교육은 받으셨습니까?

27. 본 부서에서 취급하는 유해 물질(MSDS)은 무엇이 있으며, 관리는 어떻게 합니까?

28. 근무 중 주삿바늘에 찔렸을 경우 어떻게 대처합니까?

29. 근무 중 미끄러져서 다쳤을 경우 어떻게 대처합니까?

30. 근무 중 유해화학물질에 노출되었을 경우 어떻게 대처합니까?

31. 소방 교육은 받으셨습니까? 내용은 무엇입니까?

32. 화재가 발생 되었을 경우 신고체계는?

33. 소화기 사용법에 관해서 설명해 주세요.

34. 피난시설 위치와 피난 경로에 관해서 설명해 주세요.

35. 화재 발생 시 본인의 분담 업무는?

36. 흡연자를 발견했을 경우 어떻게 하시겠습니까?

37. 환자안전사건은 무엇이며, 발생한 경우는 어떻게 하십니까?

38. 적신호 사건은 무엇이며, 발생한 경우에 어떻게 합니까?

39. 위해사건은 무엇이며, 발생한 경우에 어떻게 합니까?

40. 근접 오류는 무엇이며, 발생한 경우에 어떻게 합니까?

41. 수혈동의서는 언제 받습니까?

42. 전년도 심폐소생술 받으신 적 있나요?

43. 부서에서 관리하고 있는 지표가 있습니까?

44. 전년도 부서에서 시행한 QI 활동 있습니까?

45. 병원 차원에서 사생활 보호 정보공유는 어떻게 하고 계십니까?

46. 의사소통이 어려운 외국인 환자가 오시면 어떻게 도움을 주나요?

47. 병동 또는 외래에서 어린아이가 없어졌다면 어떻게 대처하십니까?

48. 유괴 예방을 위한 활동은 어떤 것을 하고 계십니까?

49. 환자가 병원 진료에 불만이 있어 해결하고자 할 경우 어떻게 도움을 주십니까?

50. 직무기술서는 언제 작성하십니까?

51. 근무 중 다량의 혈액이 쏟아졌을 때 어떻게 대처하십니까?

52. 의료폐기물 관리는 어떻게 하고 계십니까?

53. 수술실, 중환자실의 출입 관리는 어떻게 하고 계십니까?

54. 의료기기 관리는 어떻게 하고 계십니까?

II

인증 규정 관리

직무 분장	주요 업무
의료기관 인증 규정 관리	의료기관 인증 규정 제·개정

업무 흐름

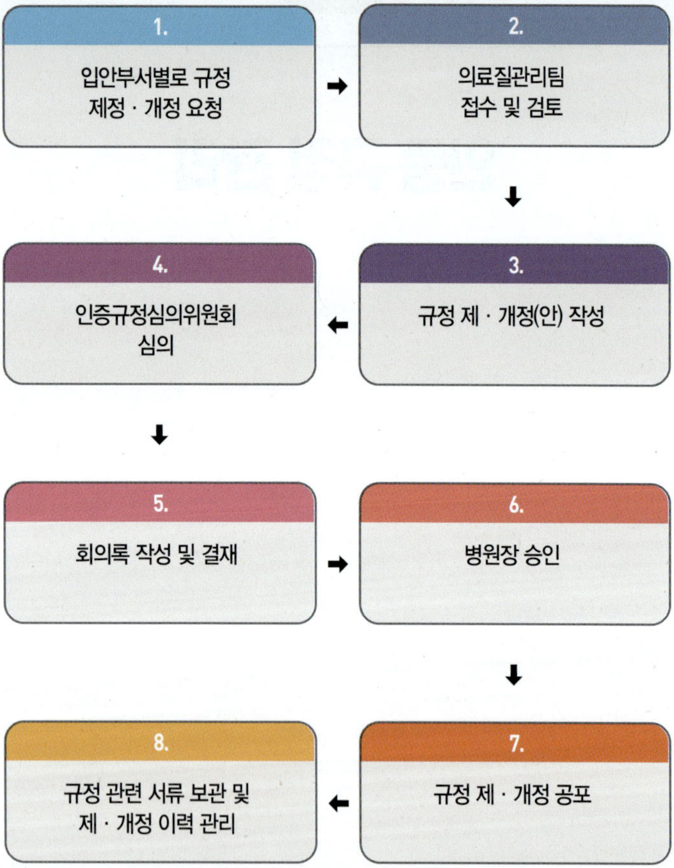

	업무수행 목적
	업무개선 및 의료 환경 변화, 법률, 규칙, 정책등의 변경으로 인해 의료기관 인증 규정 제·개정이 필요한 경우 충분한 검토를 거쳐 규정을 제·개정함으로써 병원의 질서를 유지하고 공정성을 확보하여 의료의 질과 환자안전의 수준을 높이기 위함이다.
	업무 내용
	1. ① 각 부서는 규정의 제정, 개정 및 폐지가 필요하다고 판단되는 사항에 대해 '규정 제정·개정(안)' 서식을 작성하여 의료질관리팀에 제출한다. ② 2개 이상의 부서에 관련된 규정의 경우에는 사전에 관련부서 간에 합의 후 제출한다. ③ 병원의 상위 규정이나 법규 등에 기초한 규정은 상위 규정이나 법규에 변동이 있을 때 즉각 검토하여 바뀐 내용을 반영하도록 하고, 입안부서 및 위원회는 관련 상위 규정이나 법규의 변동내용을 확인하여 인증규정심의위원회에 보고한다. 2~3. 의료질관리팀은 제출된 규정(안)을 검토하여 체계와 내용이 미비한 경우에는 입안부서에 수정 및 보완을 의뢰할 수 있다. 4~6. 입안된 규정에 대하여 인증규정심의위원회의 심의를 거쳐 회의록을 작성하고 결재한 후 심의 결과를 병원장에게 보고하여 병원장의 승인을 받는다. 심의 후 제·개정,폐지의 필요성이 없다고 인정할 때에는 그 사유를 첨부하여 해당 입안부서에 통보한다. 7~8. 병원장의 승인을 받은 규정은 의료질관리팀에서 용어 및 체계의 적격여부를 검토하고 그룹웨어를 통해 전 부서에 공포한다. 공포한 규정은 관련 서류를 보관하고 제·개정 이력을 파일로 정리한다.
	업무수행 시 유의사항
	1. 직원이나 입안부서의 발의가 없는 경우에도 모든 규정에 대해 2년에 1회 이상 적정성을 검토한다. 2. 상위 규정에 위배되지 않도록 다각적인 검토를 수행한다.

1. 검토

가. 입안부서 및 담당부서는 법률이나 기관의 상위 규정 및 부서 업무와 관련하여 변경이 있을 경우 즉각 검토하여 변경된 내용을 확인하고 검토한다.

1) 입안부서 : 담당부서와 검토 및 협의하여 규정을 작성하여 제출한다.

2) 담당부서 : 규정 및 지침을 수행하는 부서를 말한다.

나. 부서의 발의가 없는 경우 모든 규정의 검토 주기는 2년(기관마다 상이할 수 있음)으로 한다. 검토는 부서에서 규정을 발의하기 위해 검토한 월을 말하며, 연월까지 표시한다.

2. 발의

가. 규정의 제·개정 및 폐지가 필요하다고 판단되는 경우 인증규정 심의위원회에 검토를 요청할 수 있다.

나. 규정을 개정할 경우 입안부서에서 개정 전 규정의 신·구조문 대비표를 작성하여 의료질관리팀에 제출한다. 단, 매 2년마다 전체 인증 규정의 내용을 검토하여 변경할 경우, 규정을 처음 제정하거나 규정의 내용 중 1/3 이상의 내용이 변경될 경우 등은 신 · 구조문 대비표를 생략할 수 있다.

다. 인증규정심의위원회는 발의된 인증 규정의 제정, 개정 및 폐지 여부를 심의하고, 필요시 담당부서 또는 관련된 부서를 소집하여 검토할 수 있다.

라. 2개 이상의 부서에 관련된 인증 규정의 경우에는 사전에 관계부서 간에 합의 후 제출한다.

3. 승인

가. 규정의 제·개정, 폐지 요구 시 인증규정심의위원회를 개최하여 심의 · 의결한다. 심의 · 의결 시 검토 주기에 따라 부서에서 개정내용이 없는 경우도 포함한다.

나. 인증규정심의위원회의 간사는 위원회의 심의 결과를 병원장에게 보고하여 승인받는다.

다. 승인일은 부서에서 검토 후 인증규정심의위원회에서 심의 의결된 인증 규정에 대한 병원장의 결재일을 말하며 연월일까지 표시한다.

라. 병원장의 승인을 받은 인증 규정은 의료 질 관리팀에서 인증 규정의 용어와 체계의 적격 여부를 확인하여 그룹웨어 게시판을 통해 전 부서에 공포한다. 다만, 효력 발생일을 따로 정한 경우 해당 인증 규정에 따른다.

마. 시행일은 승인일 익월 1일로 한다.

바. 인증 규정은 병원장의 승인을 받기 전이라도 법령의 변경이나 업무의 특수성으로 선 시행할 수 있다.

사. 인증 규정집은 매 4년마다 또는 필요시 발간한다.

4. 그 밖의 사항

가. 의료질관리팀에서는 인증 규정이 개정되는 경우 최근 개정일을 명시하여 공포한다.

나. 최근 개정은 개정된 내용이 있는 경우 인증규정심의위원회에서 심의하여 병원장에게 승인받은 개정 월을 말하며, 연월까지 표시한다.

다. 검토 예정은 부서에서 검토한 월에서 검토 주기를 합산하여 연월까지 표시한다.

1) 검토 주기 만료 전 규정이 개정된 경우 개정 월로부터 검토 주기를 산정하여 정한다.
2) 검토 주기 만료 전 인증규정심의위원회 심의 후 개정된 내용이 없는 경우 검토 월로부터 검토 주기를 다시 산정하여 정한다.
3) 검토 주기가 만료된 인증 규정이 개정된 경우 검토 월로부터 검토 주기를 산정하여 정한다.
4) 검토 주기가 만료된 인증 규정은 인증규정심의위원회 심의 후 개정된 내용이 없는 경우 검토 월로부터 검토 주기를 산정하여 정한다.

라. 각 부서장은 부서와 관련된 제 · 개정된 규정 내용을 부서 직원들에게 공지한다.

인증 규정의 작성

1. 규정은 의료기관평가인증원에서 공포한 의료기관인증 규정집의 분류대로 한다.

2. 인증 규정의 시행일을 바닥글 왼쪽에 명시하고, 쪽수를 오른쪽에 명시한다.

3. 규정을 파일로 저장할 때는 인증 규정 번호와 동일한 이름을 사용하는 것이 관리하기 좋다.

4. 인증 규정의 내용 중 타 규정을 참조해야 되는 경우 용어를 통일하게 표기한다.

[예] 기타 세부 사항은 [인증 규정 1.1 정확한 환자 확인]에 따른다.

5. 인증 규정은 4개 영역(Domain), 13개 장(Chapter), 92개 기준(Standard), 512개(종합병원 기준) 조사항목(Measurable Element, ME)으로 이루어져 있고 인증 규정마다 입안부서가 다르기 때문에 글자체, 폰트(기본 11), 띄어쓰기와 연번 순서를 통일되게 작성하도록 공지한다.

[예]

```
1.
 √√가.
     √√1)
         √√가)
             √√(1)
                 √√(가)
```

6. 인증 규정 내 담당자명과 전화번호는 넣지 않도록 한다. 근무 중 담당자나 원내 전화번호가 변경될 경우 규정을 개정해야 하기 때문이다.

7. 인증 규정 내 양식지에 동일한 컬러를 사용하도록 한다.

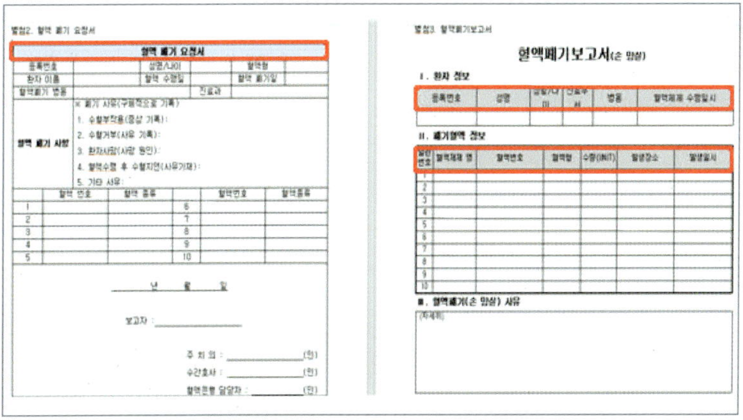
혈액폐기보고서(손 망실)

인증 규정 공유

1. 개정된 규정 목록을 게시한다.
2. 규정별로 개정된 내용을 PDF 파일로 업로드해서 직원들에게 공유한다.

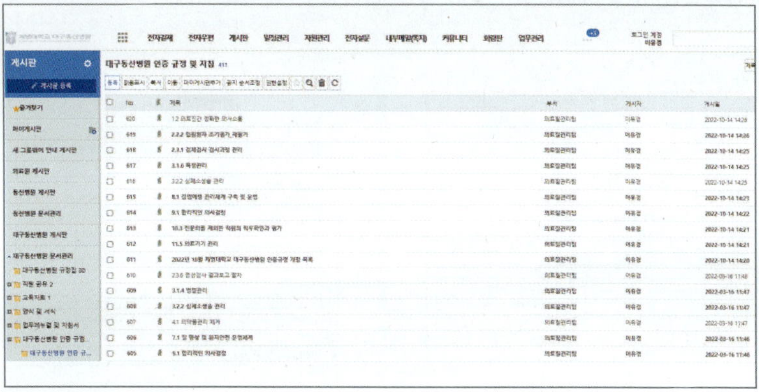

인증 규정 서식 (표지)

00대학교 00병원

규정 번호. 규정 제목

입안부서	
담당부서	
제 정 일	
검토주기	
검 토	
승 인 일	
최근 개정	
검토 예정	

인증 규정 서식 (본문)

	00대학교 00병원
	규정 번호. 규정 제목

목 적 (Purpose)

적용 범위 (Application)

정 의 (Definition)

정 책 (Policy)

절 차 (Procedure)

별 지(Appendix)

참고자료 (Reference)

시행일:0000.00.00 -쪽번호 00-

00대학교 00병원 인증 규정 개정(안)

규정 번호	규정명	현 행	개 정(안)	비 고

20 년 월 일

부서명: ____________

부서장: ____________ (인)

[예시]

00대학교 00병원 인증 규정 개정(안)

<table>
<tr><th>인증 규정</th><th>인증 규정 명</th><th>현 행</th></tr>
<tr><td>1.2</td><td>의료진 간
정확한
의사소통</td><td>별지2. 필요시 처방(p.r.n)목록</td></tr>
<tr><td>2.2.2</td><td>입원환자
초기 평가/
재평가</td><td>일반 입원환자의 간호 초기 평가 일반정보
1. 일반정보 : 정보제공자, 교육 정도, 직업

소아 입원환자의 간호 초기 평가
1. 부 교육 정도
부직업, 부 국적, 부 언어, 부 종교, 모 교육 정도, 모 직업

산모 입원환자의 간호 초기 평가 입원 정보
1. 일반정보 : 정보제공자, 교육 정도, 직업</td></tr>
<tr><td>2.3.1</td><td>검체 검사
검사 과정
관리</td><td><table>
<tr><th>보관방법</th><th colspan="2">검사항목 및 검사종류</th></tr>
<tr><td>실온</td><td colspan="2">Blood culture, ~~일반혈액검사 검체, 양수~~</td></tr>
<tr><td>온장</td><td colspan="2">CSF culture</td></tr>
<tr><td>냉장</td><td>전 처리한 화학, 면역 검체, 일반혈액 검체, 뇨 검체, 일반 culture검체, Heparin처리 blood, 체액 검체, 분자유전(PCR) 검체, Renin, Aldosteron</td><td></td></tr>
</table></td></tr>
</table>

<table>
<tr><th></th><th>개 정(안)</th><th>비 고</th></tr>
<tr><td></td><td>별지2. 필요시 처방(p.r.n)목록
추가
5. 해열·진통·소염제
- 영문명: Ibususpen Syr 20mg/ml (한미)
- 한글명: 이부서스펜 시럽 20mg/1mL(한미)
11. 정신신경용제
- 영문명: Ativan Inj 4mg/1mL/A (일동)
- 한글명: 아티반 주 4mg/1mL/A (일동)</td><td>내용 개정</td></tr>
<tr><td></td><td>일반 입원환자의 간호 초기 평가 입원 정보
1. 일반정보 : 정보제공자, ~~교육 정도, 직업~~

소아 입원환자의 간호 초기 평가
1. ~~부 교육 정도~~
~~부직업,~~ 부 국적, 부 언어, 부 종교, ~~모 교육 정도, 모 직업~~

산모 입원환자의 간호 초기 평가 입원 정보
1. 일반정보 : 정보제공자, ~~교육정도, 직업~~</td><td>내용 개정</td></tr>
<tr><td></td><td>
<table>
<tr><th>보관방법</th><th colspan="2">검사항목 및 검사종류</th></tr>
<tr><td>실온</td><td colspan="2">Blood culture</td></tr>
<tr><td>온장</td><td colspan="2">CSF culture</td></tr>
<tr><td>냉장</td><td>전 처리 한화학, 면역 검체, 일반혈액 검체, 뇨 검체, 일반 culture검체, Heparin처리 blood, 체액 검체, 분자유전(PCR) 검체, Renin, Aldosteron, 양수</td><td></td></tr>
</table>
</td><td>내용 개정</td></tr>
</table>

III

위험관리체계

직무 분장	주요 업무
위험관리체계업무	영역별 위험관리체계 관리 및 지원

업무 흐름

1. 위험관리 활동 계획 수립
2. 위험요인 확인 및 위험평가(Risk Assess-ment), FMEA주제 선정
3. 환자안전위원회 승인
4. FMEA 활동팀 구성
5. 프로세스 검토 및 도식화 작업
6. 잠재적 고장유형 브레인스토밍 및 영향 확인
7. 고장유형의 우선순위 정하기
8. 고장유형 근본 원인 확인하기
9. 프로세스 재설계
10. 새로운 프로세스 분석 및 검토
11. 재설계한 프로세스 실행 및 모니터링
12. 위원회 보고 및 직원공유

	업무수행 목적
	의료기관은 예기치 않은 위해사건과 의료기관 내 모든 구성원에게 미치는 잠재적인 위험 또는 위험 가능성을 없애거나 감소시키기 위해 의료기관 차원의 위험요인을 파악하여 환자와 직원의 안전을 확보하기 위한 적절한 체계를 구축하고, 원인분석 및 개선 활동을 효율적으로 수행할 수 있도록 관리하기 위함이다.
	업무 내용
	1~3. 환자안전사고 보고를 바탕으로 위험요인을 확인하고 Risk Assessment를 통해 우선순위에 입각하여 FMEA 주제를 선정한다. 선정된 주제는 환자안전위원회에서 승인받는다. 4~11 FMEA 주제에 맞게 활동팀을 다학제적으로 구성하고 프로세스 검토 및 도식화 작업을 수행, 잠재적 고장유형 브레인스토밍 및 영향 확인, 고장유형의 우선순위 정하고, 고장유형 근본 원인 확인하고, 프로세스를 재설계, 새로운 프로세스 분석 및 검토, 재설계한 프로세스 실행 및 모니터링을 시행한다. 활동 결과를 환자안전위원회와 경영진에게 보고하고 관련 직원과 공유한다.

급성기 병원 4주기 인증기준에는 종합병원급 이상 의료기관에서는 매년 1건 이상의 위험관리 활동을 통해 의료기관 차원의 위험요인을 파악하고 개선 활동을 통해 환자와 직원의 안전을 확보하도록 하고 있다.

위험관리체계는 위험요인 확인 → 위험평가 및 우선순위 선정 → 위험요인 분석 및 개선 활동 → 개선 활동 효과에 대한 모니터링 및 평가 → 경영진 보고 및 직원공유의 순서로 진행된다.

1. 위험요인 확인

의료기관 내 환자, 직원 등의 안전을 위협하는 위험요인은 의료기관 내 운영되는 다양한 경로를 통하여 확인할 수 있으며 환자안전사고 보고서, 고객의 소리, 의료분쟁, 병원 차원의 지표모니터링 결과 등으로 확인할 수 있다.

2. 위험평가 및 우선순위 선정

파악된 위험요인들을 근거로 각 영역별 위험평가 목록을 작성하여 해당 위원회를 통해 위험도를 평가한다.

평가 방법은 평가내용을 점수화할 수 있는 점수 척도(발생빈도, 심각성, 준비 및 대처 정도)를 이용하여 Scoring하고 결과에 따라 우선순위를 선정한다.

평가 주기는 최소 연 1회 해당 영역별 위원회를 통하여 위험도를 평가한다.

위험사정(Risk Assessment) 우선순위			위험점수 (PXSXP)	
발생 및 노출 빈도 (Probability)	심각성 (Severity)	준비 및 대처 정도 (Preparedness & Response)		우선순위
1.수년 동안 없음	1. 미약 insignificant	1. 준비됨/불가능		1-24 낮은 위험
2. 연 1회 발생	2. 약함 minor	2. 일부 준비/보완 불가		25-49 중간 위험
3. 월 1회 발생	3. 보통 moderate	3. 일부 준비/지원 가능		50-74 높은 위험
4. 매주 1회 발생	4. 심각 major	4. 준비 안 됨/지원 가능		75-100 매우 위험
5. 매일 발생	5. 극심함 extreme			

[예시] 위험사정(Risk Assessment)

번호	위험분류	위험문제 기술 (Risk Summary)	현황정보(근거)			
	위험요인	처방경로	적신호	위해 (보고, 발생)	근접 오류	
A	**투약**					
A-1	처방	처방일수, 저창경로, 다른약처방, mix 처방 오류, 용법(시간, 횟수), 용량(단위포함)				
A-2	조제	조제누락, 다른약 조제, 계수(수량), 오더 반복, 오더 누락				
A-3	투여	중복투여, 투여누락, 용법오류 등				
A-4	기타	배송, 지참약 관련 오류				
B	**낙상**					
B-1	입원환자 고위험군(낙상 전 평가) 낙상					
B-2	입원환자 저위험군(낙상 전 평가) 낙상					
B-3	외래/응급실/검사실 고위험군(낙상 전 평가) 낙상					
B-4	외래/응급실/검사실 저위험군(낙상 전 평가) 낙상					
C	**수술**					
C-1	잘못된 부위 수술 또는 시술					
C-2	잘못된 환자 수술 또는 시술					
C-3	잘못된 수술 또는 시술 시행					
C-4	수술 또는 시술 후 환자 체내 의도하지 않은 이물질 잔류	aspiration needle 부분				
C-6	수술 중 계수 불일치					
C-7	기타	수술방 입실 오류				

	위험사정(risk assessment) 우선순위			위험 점수 (PXSXP)	우선순위 1-24 낮은 위험 25-49 중간 위험 50-74 높은 위험 75-100 매우 위험
	발생 및 노출빈도 (probabilty) 1-수년동안 없음 2-년 1회 발생 3-월 1회 발생 4-매주 1회 발생 5-매일 발생	심각성 (Severity) 1. 미약 insignificant 2. 약함 minor 3. 보통 moderate 4. 심각 major 5. 극심함 extreme	준비 및 대처 정도 (Preparedness & Response) 1. 준비됨/불가능 2. 일부 준비/보완 불가 3. 일부 준비/지원 가능 4. 준비 안 됨/지원 가능		
	4	4	3	48	중간 위험
	4	3	3	36	중간 위험
	3	4	3	36	중간 위험
	2	3	3	18	낮은 위험
	3	4	3	36	중간 위험
	3	4	3	36	중간 위험
	2	4	3	24	낮은 위험
	1	2	3	6	낮은 위험
	1	5	1	5	낮은 위험
	2	5	1	10	낮은 위험
	1	5	1	5	낮은 위험
	1	5	3	15	낮은 위험
	1	4	3	12	낮은 위험
	2	4	3	24	낮은 위험

3. 위험요인 분석 및 개선 활동 수행

구분	활동 방법
환자안전위원회	위험도 평가 결과 선정된 우선순위 고위험 프로세스에 대한 고장유형영향분석(Failure Mode Effect Analysis, F.M.E.A.) 활동
감염관리위원회	감염위험도 평가를 통하여 우선순위에 따라 감염관리 역점(또는 중점) 분야 선정 및 개선 활동 수행
시설안전관리위원회	위험성 평가 체크리스트를 사용하여 전 부서 위험도 평가 수행 또는 연 2회 시설 안전 라운딩을 통한 위험도 평가 및 개선 활동 수행
재난대비위원회	의료기관 내 또는 지역사회 재난위험도를 평가하여 우선순위에 따라 재난 대비훈련 시행

4. 개선 활동 효과에 대한 모니터링 및 평가

개선 활동 전후 위험도 평가, 개선 활동 후 효과 평가, 시설의 경우 개선 활동 결과물, 재난 모의훈련 결과 평가 등

5. 위험관리 활동 결과 경영진 보고 및 관련 직원공유

해당 위원회 및 경영진 보고 후 관련 직원과 정보를 공유한다.

고장유형영향분석(Failure Mode Effect Analysis, F.M.E.A.) 활동

1. 환자안전관리 활동 방법 (출처:대한 환자안전질향상 간호사회)

구분	근본 원인분석 (Root Cause Analysis, R.C.A.)	고장유형영향분석 (Failure Mode Effect Analysis, F.M.E.A.)
사건	적신호 사건 분석	근접 오류 및 무해사건 중 위험요인 분석
집중	발생한 특정 사건에 집중	전체 프로세스에 집중
질문	"왜" 질문에 답하는 과정	"무슨 일이 일어날 수 있는가"라는 질문에 답하는 과정
발생 여부	후향적	전향적

2. FMEA 개념

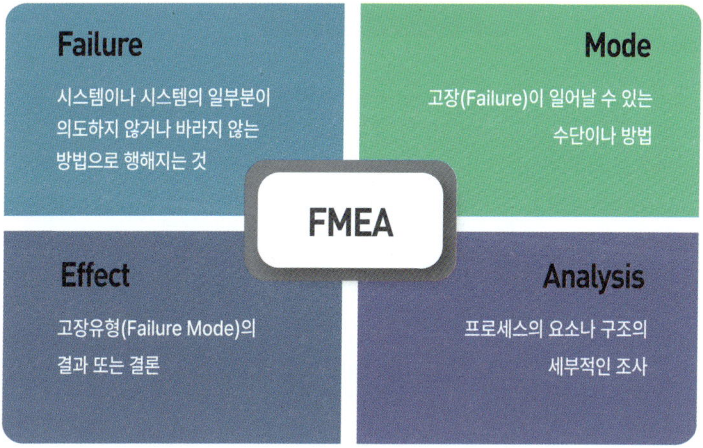

3. F.M.E.A. 과정

1단계 : 고위험 프로세스 선택 및 팀 구성

의료기관 내에서 발생하는 환자안전사고를 근거로 위험평가 목록을 작성하고 위험도를 사정하여 고위험 프로세스를 선택한다.

팀 구성은 고위험 프로세스와 관련 있는 다학제로 구성하고, 팀 리더는 존경과 신뢰를 받으며 개방적인 의사소통과 폭넓은 참여를 유도하고 의사결정이 가능한 사람으로 정하고, 간사는 목적을 정하고 팀이 목표를 향해 움직이도록 조정 가능한 사람으로 정하며, 팀원은 현재 프로세스에 대해 잘 알고 있는 관련분야 전문가로 구성한다.

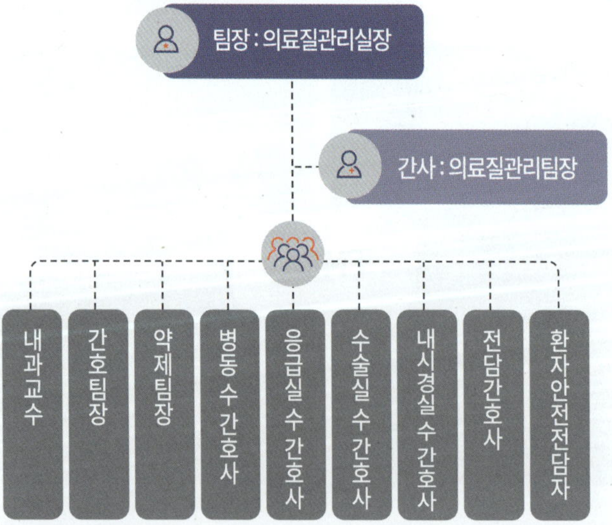

2단계 : 프로세스 검토 및 도식화 작업

프로세스의 각 단계와 그 외 관련된 매 단계를 확인하는 과정으로 충분한 시간을 배정하여 상세하게 그림으로 나타낸다.

기호	설명
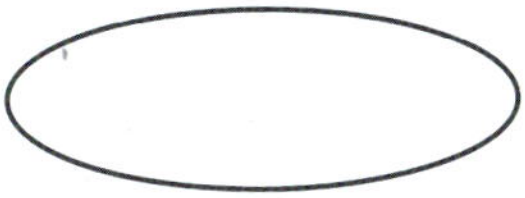	과정의 시작과 끝을 나타낼 때
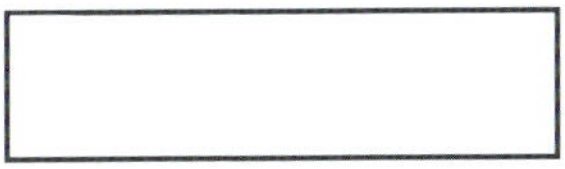	과정에서 수행해야 할 업무나 활동
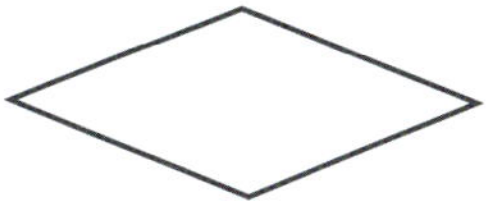	질문이나 결정이 요구되는 기점
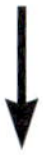	과정의 흐름과 방향

3단계 : 잠재적 고장유형 브레인스토밍(Brain Storming) 및 영향 확인

가. 프로세스의 모든 단계에서 사건이 발생할 수 있으며, 각 단계에서 여러 사건이 일어날 수도 있다.

나. 브레인스토밍 방법을 사용하여 문제를 도출한다.

- 자유로운 분위기 속에서 좋고 나쁨의 판단을 하지 않고 다량의 아이디어를 창출하는 것이 중요하다.
- 상대방이 어떤 아이디어를 내든지 비판하지 않아야 한다.
- 제한된 시간 안에 가능한 많은 양의 잠재적 고장유형 및 영향을 확인해야 한다.

4단계 : 고장유형의 우선순위 정하기

가. 사건의 심각성(Severity)

고장유형 발생 결과로 올 수 있는 손상의 심각성이나 영향을 평가함

점수	구분	정의
1	미미한 영향 또는 영향 없음	개인적으로 받는 손상이 주목할 만하지 않고 과정에 영향을 미치지 않는 것
3	약간 영향	개인적으로 받는 영향이 있고 과정상 약간의 영향을 주는 결과를 초래할 수 있음
5	중간 영향	개인이 받는 영향이 있고 과정상 주요 영향을 주는 결과를 초래할 수 있음
6	작은 손상	개인에게 영향을 주고 과정상 주요 영향을 초래하는 것
8	주요 손상	개인에게 큰 손상을 초래하고 그 과정상 큰 영향을 주는 것
10	치명적 손상이나 죽음	극단적으로 위험함, 고장은 개인의 죽음을 초래하고 과정에 큰 영향을 끼치는 것

나. 사건의 발생 가능성(Probability of Occurrence)

고장유형이나 영향이 발생할 가능성을 평가함

점수	구분	가능성	정의
1	발생 가능성이 희박함	1/10,000	발생이 없거나 거의 알려지지 않음
3	낮은 가능성	1/5,000	가능하지만 알려진 자료가 없음
5	중간 가능성	1/200	문서화되어 있지만 빈번하지는 않음
7	높은 가능성	1/100	문서화 되어있고 빈번함
9	일정하게 발생하는 것	1/20	문서화 되어있고 거의 확실히 발생함

다. 사건의 발견 가능성(Detectability)

· 발견하거나 인식할 수 있는 정도를 평가함

· 높은 점수는 고장이 인식되기 힘든 것을 의미

· 낮은 점수는 고장이 반드시 인식되거나 인식될 확률이 높음을 의미

점수	구분	발견 가능성	정의
1	확실히 발견됨	10개 중 10개	대부분 항상 즉각적으로 발견됨
3	높은 가능성	10개 중 7개	발견 가능성이 높음
5	중간 가능성	10개 중 5개	중간 정도의 발견 가능성
7	낮은 가능성	10개 중 2개	거의 발견되지 않음
9	대부분 발견되지 못함	10개 중 0개	어떤 지점에서도 발견 가능성이 없음

라. 위험도 우선순위 값 구하기

각각의 영향에 대한 위험도 우선순위 값(RPN)을 계산하고 오류 유형의 총체적인 위험도 값을 얻기 위해 각각 영향에 대한 위험도 우선순위 값(RPN)을 합산(CI)한다.

> ※ 위험도 우선순위(RPN : Risk Priority Number)
> RPN = 심각성 X 발생 가능성 X 발견 가능성
>
> ※ 오류 유형의 치명도 지표(CI : Criticality Index)
> CI = Σ RPN

점수	구분	고장유형	심각도	발생 가능성	발견 가능성	RPN	치명도값 (CI)	우선순위
준비	투약단계	1. 처방이 변경되었으나 확인하지 못함	7 X	5 X	1	35	80	5
		2. Clean zone에서 준비하지 않음	3	3	5	45		
	(주사약) 투약바코드 부착	1. 투약바코드를 부착하지 않음	3	5	5	75	336	3
		2. 잘못된 투약바코드를 부착함	9	5	5	225		
		3. 수액에 mix된 약을 표기하지 않음	7	1	5	35		
		4. 약품이 파손되거나 분실됨	1	1	1	1		
	(경구약) 투약카드와 약포지 확인	1. 투약카드와 약포지를 대조하지 않음	5	3	3	45	85	4
		2. 약 봉투와 약포지의 환자이름이 다름	7	1	5	35		
		3. 약포지에 투약 목록이 모두 보이지 않음	1	5	1	5		
		1. 다른 환자에게 투여함	9	1	7	63		
		2. 주사부위를 확인하지 않음(발적 등)	7	3	5	105		

5단계 : 고장유형 근본 원인 확인하기

가. 사건의 발생 또는 발생 가능성을 포함한 업무수행의 변이에 내재하고 있는 가시적 원인과 잠재적 원인을 모두 확인한다.

나. 브레인스토밍을 통해 문제의 원인이라고 생각되는 것들을 나열하고 리스트를 작성, 특성별로 그룹화 시킨다.

다. 원인별로 더 이상의 원인이 나오지 않을 때까지 "왜"를 계속 질문한다.

<table>
<tr><th>단계</th><th>세부단계</th><th>고장유형</th><th>근본원인</th></tr>
<tr><td rowspan="2">준비</td><td rowspan="2">투약단계</td><td>1. 처방이 변경되었으나 확인하지못함</td><td rowspan="2">1. 처방과 투약카드 약품명이 다름
⇒ OCS처방이 아닌 만들어 둔 투약 카드만 확인함
⇒ 처방과 투약카드 확인 누락
⇒ 투약업무절차 미흡 (투약카드작성시문제점개선필요함) (#1)

2. 안전한 투약 준비에 대한 인식 부족</td></tr>
<tr><td>2. Clean zone에서 준비하지 않음</td></tr>
</table>

6단계 : 프로세스 재설계

가. 확인된 근본 원인 및 문제 요인을 해결하기 위한 위험감소 전략 수립

나. 개별적 사람에 대한 접근이 아닌 시스템을 강조

다. 무엇을, 언제, 어떻게, 누가, 어디서 시행할 것인지 구체적으로 계획하고 그 효과를 평가할 측정지표를 개발

7단계 : 새로운 프로세스 분석 및 검토

Paper Testing

- 현재 프로세스와 새로운 프로세스의 위험도 우선 순위 점수(RPN)비교
- RPN 점수 감소를 목표로 설정

Simulation

- 위험에 직면하지 않는 가상의 현실에서 적용해 보기
- 환자가 있는 치료공간이 아닌 시뮬레이션 센터에서 적용

Pilot Testing

- 실제 현장에서 적은 규모로 새로운 프로세스를 적용
- 병원 전체로 적용하기 전에 일부 병동만 적용

8단계 : 재설계한 프로세스 실행 및 모니터링

가. 프로세스의 변화를 확대 적용하고 변화가 지속적으로 유지되도록 한다.

나. 지속적인 모니터링을 통해 예측하지 못한 새로운 고장유형이나 문제점이 발생하는지 확인한다.

다. 새로운 프로세스 적용에 대해 단기적 성공 추구나 해이한 생각은 하지 말아야 한다.

라. 지속적인 전진을 통해 조직 문화가 변화를 포용할 수 있도록 한다.

단계	가능한 고장유형	고장의 잠재적 영향	점수			
			RPN		CI	
			실행 전	실행 후	실행 전	실행 후
약물 투여	약물투여 시 5Right 미이행	환자에게 추가적인 치료요구 증가, 위해(적신호)사건 발생 가능성	210	126	975	615
	잘못된 환자에게 투여	안전사고 발생	280	168		
	잘못된 경로로 투여	안전사고 발생	150	120		
		약물 효과 떨어짐	125	75		
	약물복용 미확인	투약지연, 치료지연	210	126		

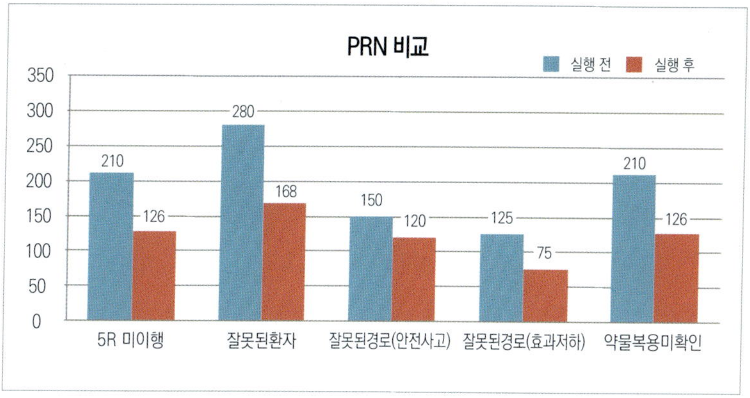
PRN 비교
실행 전
실행 후
350
300
250
200
150
100
50
0
210
126
280
168
150
120
125
75
210
126
5R 미이행
잘못된환자
잘못된경로(안전사고)
잘못된경로(효과저하)
약물복용미확인

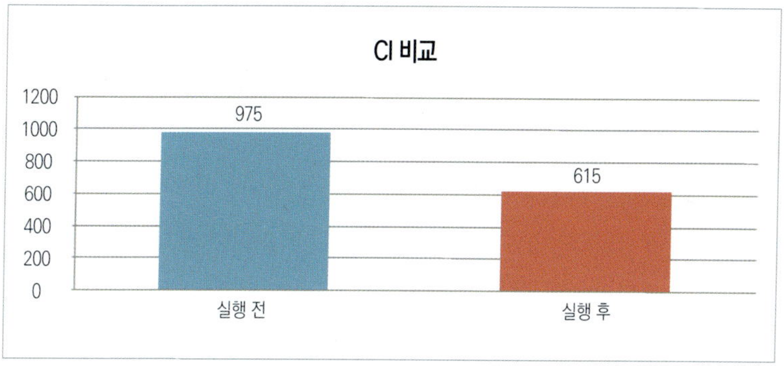
CI 비교
1200
1000
800
600
400
200
0
975
615
실행 전
실행 후

[예시]

고장유형영향분석(F.M.E.A.) 최종결과 보고서

주 제	투약오류 예방 F.M.E.A.(고장유형영향분석) 활동				
부 서	의료질관리팀	책임자/간사	000/000	연락처	0000

▣ Plan (계획)

1. 주제선정 배경

의료기관에서 의약품을 환자에게 안전하고 효과적으로 투여하기 위해서는 의약품의 선정, 구매, 보관, 처방, 조제, 투여 및 모니터링의 각 단계에 대한 적절성을 주기적으로 검토하고 관리해야 한다. 환자안전은 의료분야에서 추구해야 할 목표 중 하나이며, 그중 투약은 치료를 위해 계획된 행동 중 하나로 투약오류는 환자에게 치명적인 영향을 줄 수 있기에 의료인들은 이러한 투약 관련 위험에 경각심을 가져야 하며 문제 발생 전 예방이 무엇보다 중요하다.

「환자안전법」 제14조 제2항 및 같은 법 시행규칙 제12조 제3항 및 제4항이 일부 개정되어 2021년 1월 31일부터 '중대한 환자안전사건 의무보고'가 시행되었으며 특히 진료기록과 다른 의약품이 투여되거나 용량 또는 경로가 진료기록과 다르게 투여되어 환자가 사망하거나 심각한 신체적·정신적 손상을 입은 환자안전사고가 발생한 경우 의료기관의 장은 보건복지부 장관에게 지체없이 보고해야 한다.

2021년 원내 환자 사건 보고 건수는 전체 OO건으로, 낙상 사건이 OO건으로 전체 환자안전사건 중 OO%로 가장 많았으며, 다음으로 투약오류가 O건으로 전체 환자안전사건 중 OO%를 차지하였다.

특히 투약오류의 유형을 보면 처방이 O건으로 전체 투약오류 사건 중

OO%를 차지하였으며, 투여가 O건으로 전체 투약오류 사건 중 OO%로 가장 많이 발생하였다. 투약오류는 발생할 경우 환자에게 미치는 위해가 경미한 경우부터 생명을 위협할 수도 있는 부분으로 무엇보다 예방 활동이 중요하다. 투약오류는 개인의 실수로 발생하는 경우가 있지만 많은 부분이 시스템 개선을 통해 예방 가능하다. 2022년 투약오류 예방 활동을 수행하여 표준화된 프로세스 확립 및 정확하고 안전한 약물 투여로 환자안전사고를 감소시켜 안전한 병원으로 거듭나고자 한다.

가. 환자안전 보고 현황(2021년 1월 1일 ~ 2021년 12월 31일)

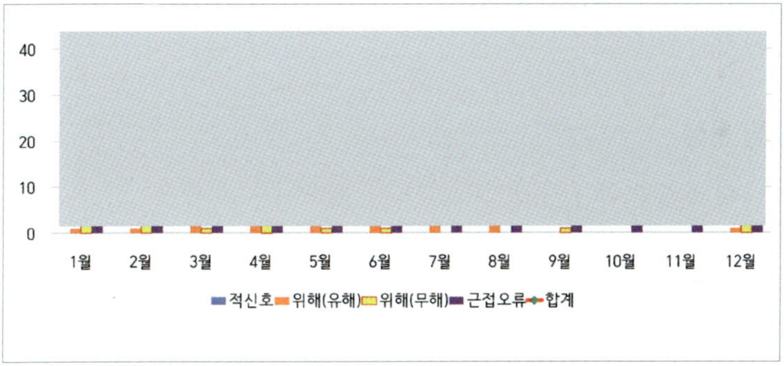

나. 투약오류 보고 현황(2021년 1월 1일 ~ 2021년 12월 31일)

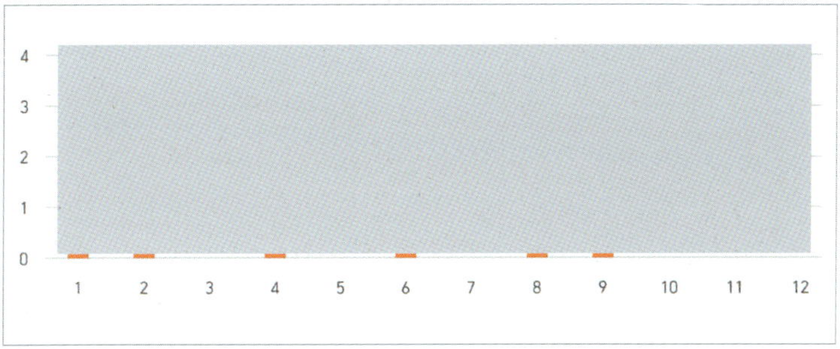

다. 고위험 프로세스 선정

번호	위험분류	위험문제 기술 (Risk Summary)	현황정보(근거)				위험사정(risk assessment) 우선순위			위험 점수 (PXSXP)	우선순위 1-24 낮은 위험 25-49 중간 위험 50-74 높은 위험 75-100 매우 위험
	위험요인	처방경로	적신호	위해 (보고, 발생)	근접 오류		발생 및 노출빈도 (probabilty) 1-수년동안 없음 2-년 1회 발생 3-월 1회 발생 4-매주 1회 발생 5-매일 발생	심각성 (Severity) 1. 미약 insignificant 2. 약함 minor 3. 보통 moderate 4. 심각 major 5. 극심함 extreme	준비 및 대처 정도 (Preparedness & Response) 1. 준비됨/불가능 2. 일부 준비/보완 불가 3. 일부 준비/지원 가능 4. 준비 안 됨/지원 가능		
A	투약										
A-1	처방	처방일수, 저장경로, 다른약처방, mix 처방 오류, 용법(시간, 횟수), 용량(단위 포함)					4	4	3	48	중간 위험
A-2	조제	조제누락, 다른약 조제, 계수(수량), 오더 반복, 오더 누락					4	3	3	36	중간 위험
A-3	투여	중복투여, 투여누락, 용법오류 등					3	4	3	36	중간 위험
A-4	기타	배송, 지참약 관련 오류					2	3	3	18	낮은 위험

2. 활동 목표

가 . 투약오류 보고 건수 30% 감소

나 . 투약 고장유형 위험도 (CI: Σ RPN) 30% 감소

3. 팀 구성

가 . 팀 구성

○ 팀장 – 의료질관리실장

○ 간사 – 의료질관리팀장

○ 팀원 – 신장내과 교수, 간호팀장, 약제팀장, 병동 수간호사, 응급실 수간호사, 수술실 수간호사, 전담간호사, 내시경실 책임간호사

나 . 팀 접근 여부 : 진료부 , 약제팀 , 간호부 , 의료질관리팀

4. 프로세스 검토 및 도식화 작업

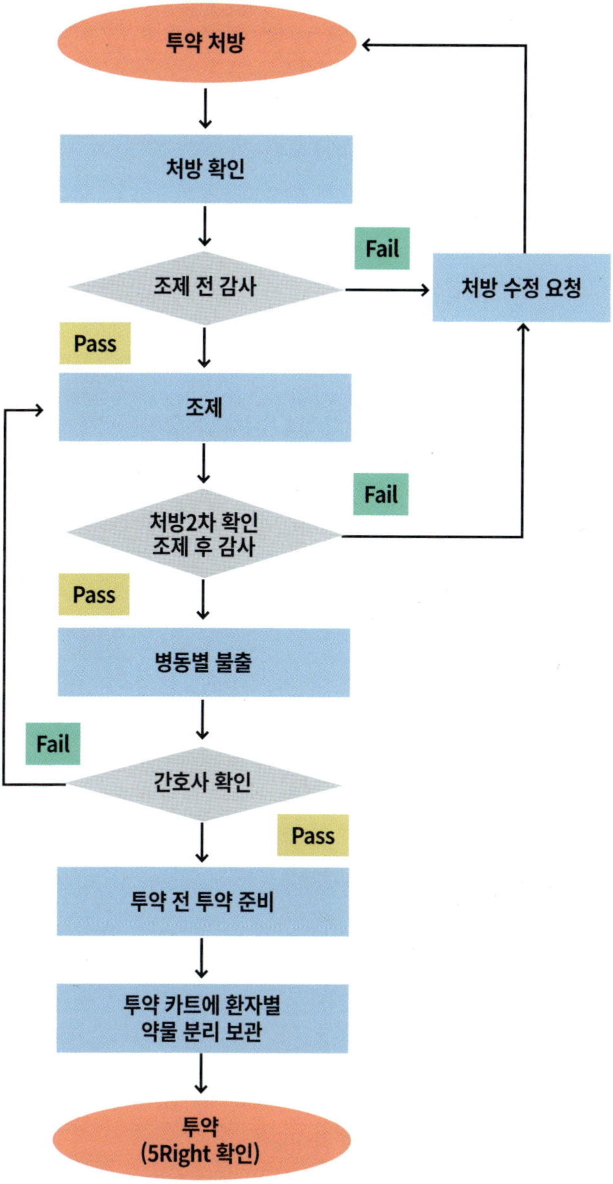

5. 잠재적 고장유형 및 영향분석

단계		가능한 고장유형 potential failure mode
약물처방	처방 계획	환자 상태 평가 미흡
		기저질환 미확인
		검사 결과 미확인
	전산 처방	리마크 잘못 기재
		처방일수 입력 오류
		동일 성분 중복처방
		환자에게 부작용이 있거나 사용해서는 안 되는 약물 처방
		다른 환자/약품/용량/시간/경로/용법 처방
	처방 누락	처방 누락
조제	조제 전 감사	처방 확인 오류
		조제 전 처방감사 오류
	조제	ATC 조제 오류
		ATC 제외 일반의약품 조제 오류
		산제 조제 오류
		라벨 부착 오류
	조제 후 감사	조제 후 처방감사 오류
		분쇄 후 산제 감사 오류
		조제 후 감사 오류
		일반의약품 조제 후 감사 오류

	가능한 요인 cause	고장의 잠재적 영향 potential effect of failure
	의사 관심 부족, 업무과다, 업무 부주의	간호사, 약사 업무 지연 병원의 경제적 손실 환자의 불신 증가 약물 부작용 발생
	의사 관심 부족, 업무과다, 업무 부주의, 전산 클릭 오류, 의약품 혼동	간호사, 약사 업무 지연 병원의 경제적 손실 환자의 불신 증가 약물 부작용 발생
	전산 확인 시스템 부족 의사 관심 부족, 업무과다, 주의력 부족	간호사, 약사 업무 과중
	전산 알림 시스템 부족 과거력 확인 절차 무시 ,정보공유 부족, 의사 주의력 부족	환자안전사고 발생 약물 부작용 Shock 발생
	5 Right 미준수 의약품 혼동 교육 시간 부족 과중한 업무	병원의 경제적 손실 환자 치료 지연 환자안전사고 발생 가능 부작용 발생, 치료 지연
	구두 처방 절차 미준수	환자 치료 지연
	처방 접수 누락	투여 시간 지연
	처방오류 확인 못함	
	다른 의약품을 DTA 조제 및 충전	약사의 약품 식별 업무량 증가 간호사 투약 확인 업무량 증가 약물 부작용 발생
	장비 오작동	
	처방과 다르게 조제해야 할 경우	
	다른 약/다른 용량/다른 수량 조제	간호사 투약 확인 업무량 증가 약물 부작용 발생
	이물 혼입	약사의 업무량 증가 투여 시간 지연
	부족한 조제량	
	조제된 약과 라벨이 다름	
	처방오류 확인 못함	환자 치료 지연
	의약품 오류 확인 못함	약사의 업무량 증가
	이물 거르지 못함	환자 치료 지연 약물 부작용 발생
	잘못 조제된 의약품 확인 못함	환자 치료 지연 약물 부작용 발생

단계		가능한 고장유형 potential failure mode
불출 및 배송		불출 누락
		수신처 오류
		미배송/지연배송
		약품 파손
		배송 방법 오류
투여	투여 전	처방 확인 오류
		약물 알러지 미확인
		투약 카드 작성 오류
		약물 확인 및 보관 오류
		투약라벨 출력 오류
		의사소통의 오류
		처방 및 조제약 재확인 오류
		처방과 다른 약 준비
		주사약 조제 시 다른 용량 조제
		정확한 방법으로 조제 안 함
		카테터 삽입 부위 및 피부 상태 미확인
	투여	5 Right 미확인
		투약 설명 안 함
		투여 누락
		중복 투여
		단독 투여하는 약물을 혼합 투여한 경우
		약물 복용 미확인
	투여 후	투약 이상 여부 미확인
		이상 증상 발생 시 보고 누락
		기록 누락 또는 오류

	가능한 요인 cause	고장의 잠재적 영향 potential effect of failure
	바쁜 업무, 인력 부족	환자 치료 지연
	병동별 약장 구별 어려움 약품 수량 및 종류 미확인	환자 치료 지연 간호사, 약사 업무량 증가, 시간 낭비
	바쁜 업무로 인한 배송 지연	환자 치료 지연 및 환자 불만 발생 간호사 업무 지연
	부적절한 의약품 운반함 사용	병원의 경제적 손실 간호사, 약사 업무량 증가 환자 치료 지연 환자 불만 발생
	부적절한 운반함 사용 배송 방법 교육 부족	병원의 경제적 손실 간호사, 약사 업무량 증가
	과다한 업무, 업무 미숙, 인력 부족	투약오류 발생 환자 부작용 발생으로 위험성 증가 환자 불만 증가 간호사 업무 지연
	업무 부주의	
	업무 부주의, 과다한 업무	
	업무 지식 부족	
	기계오류, 과다한 업무	
	일방적인 의사소통 관계	
	재확인 습관이 안 됨, 중요성 인식 부족	
	업무 부주의, 업무 지식 부족, 업무 미숙, 경력 부족	
	의약품에 대한 지식 부족	
	의약품에 대한 지식 부족, 업무 부주의	
	업무 부주의, 과다한 업무	
	과다한 업무, 업무 미숙, 인력 부족, 중요성 인식 부족, 교육 부족	투약오류 발생 응급상황 발생 가능 환자 입원 기간 증가 병원의 경제적 손실 병원 신뢰도 저하
	업무미숙으로 투약 절차 생략	
	과다한 업무	
	의사소통 부재	
	지식 부족, 교육 부족	
	과다한 업무	
	투약 절차 생략	법적 문제 발생 가능성 증가 의료사고 발생 시 책임소재 발생 응급상황 발생 가능성 병원 신뢰도 저하
	과다한 업무	
	과다한 업무, 전산 업무 미숙	

6. 오류 유형의 우선순위 선정

단계		가능한 고장유형 potential failure mode	가능한 요인 cause
약물처방	처방계획	환자 상태 평가 미흡	- 의사 관심 부족, 업무과다 - 업무 부주의
		기저질환 미확인	
		검사 결과 미확인	
	전산처방	리마크 잘못 기재	- 의사 관심 부족, 업무과다 - 업무 부주의, 전산 클릭 오류 - 의약품 혼동
		처방일수 입력 오류	
		동일 성분 중복처방	- 전산 확인 시스템 부족 - 의사 관심 부족, - 업무과다, 주의력 부족
		환자에게 부작용이 있거나 사용해서는 안 되는 약물 처방	- 전산 알림 시스템 부족 - 과거력 확인 절차 무시 - 정보공유 부족, - 의사 주의력 부족
		다른 환자/약품/용량/시간/경로/용법 처방	- 5 Right 미준수 - 의약품 혼동 - 교육 시간 부족 - 과중한 업무
	처방 누락	처방 누락	- 구두 처방 절차 미준수
조제	조제 전 감사	처방 확인 오류	- 처방 접수 누락
		조제 전 처방감사 오류	- 처방오류 확인 못함

	고장의 잠재적 영향 potential effect of failure	① 발생 가능성	② 심각성	③ 발견 가능성	RPN ①x②x③	CI (ΣRPN)	순위
	- 간호사, 약사 업무 지연 - 병원의 경제적 손실 - 환자의 불신 증가 - 약물 부작용 발생	3	5	3	45	153	2
		3	5	3	45		
		3	7	3	63		
	- 간호사, 약사 업무 지연 - 병원의 경제적 손실 - 환자의 불신 증가 - 약물 부작용 발생	3	3	3	27	393	1
		3	3	3	27		
	- 간호사, 약사 업무 과중	1	3	5	15		
	- 환자안전사고 발생 - 약물 부작용 Shock 발생	1	9	9	81		
	- 병원의 경제적 손실 - 환자 치료 지연 - 환자안전사고 발생 가능 - 부작용 발생, 치료 지연	3	9	9	243		
	- 환자 치료 지연	3	5	3	45	45	3
	- 투여 시간 지연	3	5	3	45	90	3
		3	5	3	45		

단계		가능한 고장유형 potential failure mode	가능한 요인 cause
조제	조제	ATC 조제 오류	- 다른 의약품을 DTA 조제 및 충전
			- 장비 오작동
			- 처방과 다르게 조제해야 할 경우
		ATC 제외 일반의약품 조제 오류	- 다른 약/다른 용량/다른 수량 조제
		산제 조제 오류	- 이물 혼입
			- 부족한 조제량
		라벨 부착 오류	- 조제된 약과 라벨이 다름
	조제 후 감사	조제 후 처방감사 오류	- 처방오류 확인 못함
		분쇄 후 산제 감사 오류	- 의약품 오류 확인 못함
		조제 후 감사 오류	- 이물 거르지 못함
		일반의약품 조제 후 감사 오류	- 잘못 조제된 의약품 확인 못함
불출 및 배송		불출 누락	- 바쁜 업무, 인력 부족
		수신처 오류	- 병동별 약장 구별 어려움 - 약품 수량 및 종류 미확인
		미배송/지연배송	- 바쁜 업무로 인한 배송 지연
		약품 파손	- 부적절한 의약품 운반함 사용
		배송 방법 오류	- 부적절한 운반함 사용 - 배송 방법 교육 부족

	고장의 잠재적 영향 potential effect of failure	① 발생 가능성	② 심각성	③ 발견 가능성	RPN ①x②x③	CI (ΣRPN)	순위
	- 약사의 약품 식별 업무량 증가 - 간호사 투약 확인 업무량 증가 - 약물 부작용 발생	1	3	3	9		
		1	5	3	15		
		1	5	3	15		
	- 간호사 투약 확인 업무량 증가 - 약물 부작용 발생	5	5	5	125	259	1
	- 약사의 업무량 증가 - 투여 시간 지연	1	5	1	5		
		3	5	1	15		
		3	5	5	75		
	- 환자 치료 지연	3	5	5	75		
	- 약사의 업무량 증가	3	3	5	45		
	- 환자 치료 지연 - 약물 부작용 발생	3	3	3	27	192	2
	- 환자 치료 지연 - 약물 부작용 발생	3	5	3	45		
	- 환자 치료 지연	1	3	1	3		
	- 환자 치료 지연 - 간호사, 약사 업무량 증가 - 시간 낭비	5	3	3	45		
	- 환자 치료 지연 및 환자 불만 발생 - 간호사 업무 지연	3	3	1	9	99	1
	- 병원의 경제적 손실 - 간호사, 약사 업무량 증가 - 환자 치료 지연 - 환자 불만 발생	3	5	1	15		
	- 병원의 경제적 손실 - 간호사, 약사 업무량 증가	3	3	3	27		

단계		가능한 고장유형 potential failure mode	가능한 요인 cause
투여	투여 전	처방 확인 오류	- 과다한 업무, 업무 미숙, 인력 부족
		약물 알러지 미확인	- 업무 부주의
		투약 카드 작성 오류	- 업무 부주의, 과다한 업무
		약물 확인 및 보관 오류	- 업무 지식 부족
		투약라벨 출력 오류	- 기계오류, 과다한 업무
		의사소통의 오류	- 일방적인 의사소통 관계
		처방 및 조제약 재확인 오류	- 재확인 습관이 안 됨, 중요성 인식 부족
		처방과 다른 약 준비	- 업무 부주의, 업무 지식 부족, - 업무 미숙, 경력 부족
		주사약 조제 시 다른 용량 조제	- 의약품에 대한 지식 부족
		정확한 방법으로 조제 안 함	- 의약품에 대한 지식 부족, 업무 부주의
		카테터 삽입 부위 및 피부 상태 미확인	- 업무 부주의, 과다한 업무
	투여	5 Right 미확인	- 과다한 업무, 업무 미숙, 인력 부족, 중요성 인식 부족, 교육 부족
		투약 설명 안 함	- 업무미숙으로 투약 절차 생략
		투여 누락	- 과다한 업무
		중복 투여	- 의사소통 부재
		단독 투여하는 약물을 혼합 투여한 경우	- 지식 부족, 교육 부족
		약물 복용 미확인	- 과다한 업무
	투여 후	투약 이상 여부 미확인	- 투약 절차 생략
		이상 증상 발생 시 보고 누락	- 과다한 업무
		기록 누락 또는 오류	- 과다한 업무, 전산 업무 미숙

	고장의 잠재적 영향 potential effect of failure	① 발생 가능성	② 심각성	③ 발견 가능성	RPN ①x②x③	CI (ΣRPN)	순위
	- 투약오류 발생 - 환자 부작용 발생으로 위험성 증가 - 환자 불만 증가 - 간호사 업무 지연	3	3	3	27	249	2
		3	3	3	27		
		1	3	3	9		
		3	3	3	27		
		3	3	3	27		
		1	3	3	9		
		3	3	3	27		
		1	5	3	15		
		3	5	3	45		
		3	3	3	27		
		1	3	3	9		
	- 투약오류 발생 - 응급상황 발생 가능 - 환자 입원 기간 증가 - 병원의 경제적 손실 - 병원 신뢰도 저하	5	5	5	125	284	1
		3	3	3	27		
		3	3	5	45		
		3	3	5	45		
		1	3	5	15		
		3	3	3	27		
	- 법적 문제 발생 가능성 증가 - 의료사고 발생 시 책임 소재 발생 - 응급상황 발생 가능성 - 병원 신뢰도 저하	5	7	3	105	255	3
		5	7	3	105		
		5	3	3	45		

7. 오류 유형의 근본 원인 분석

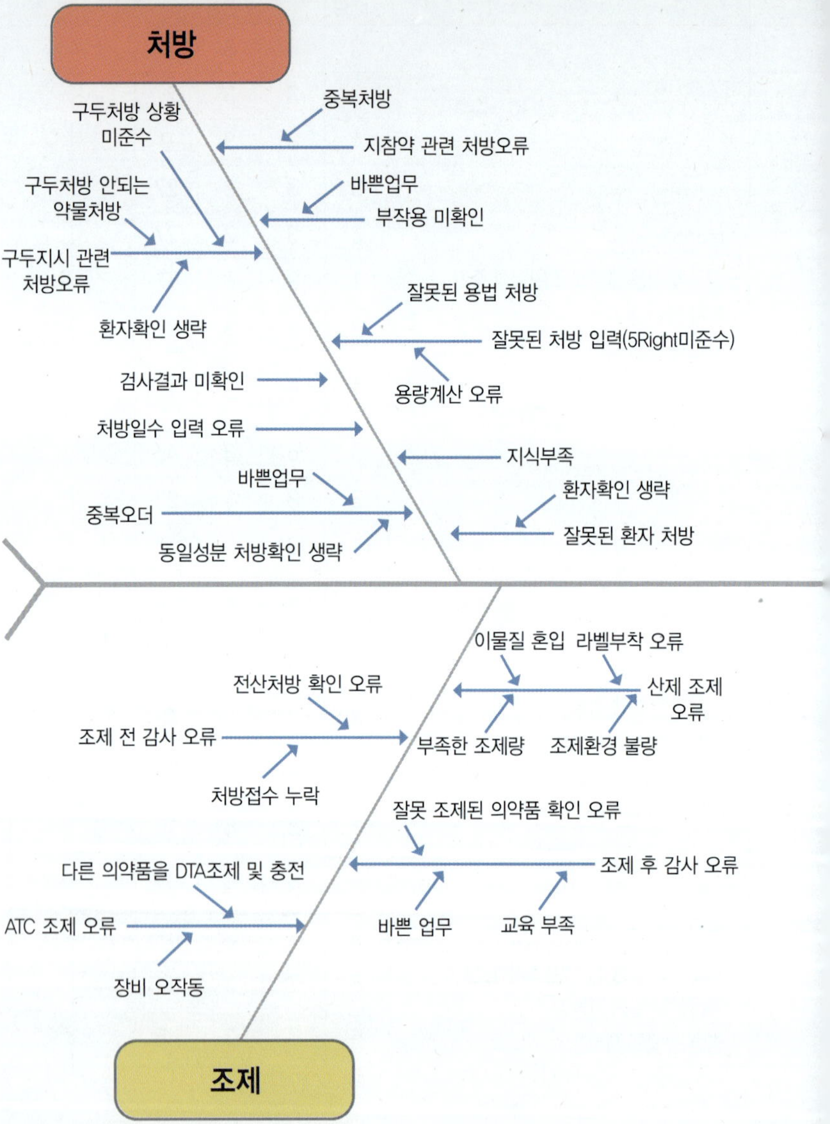

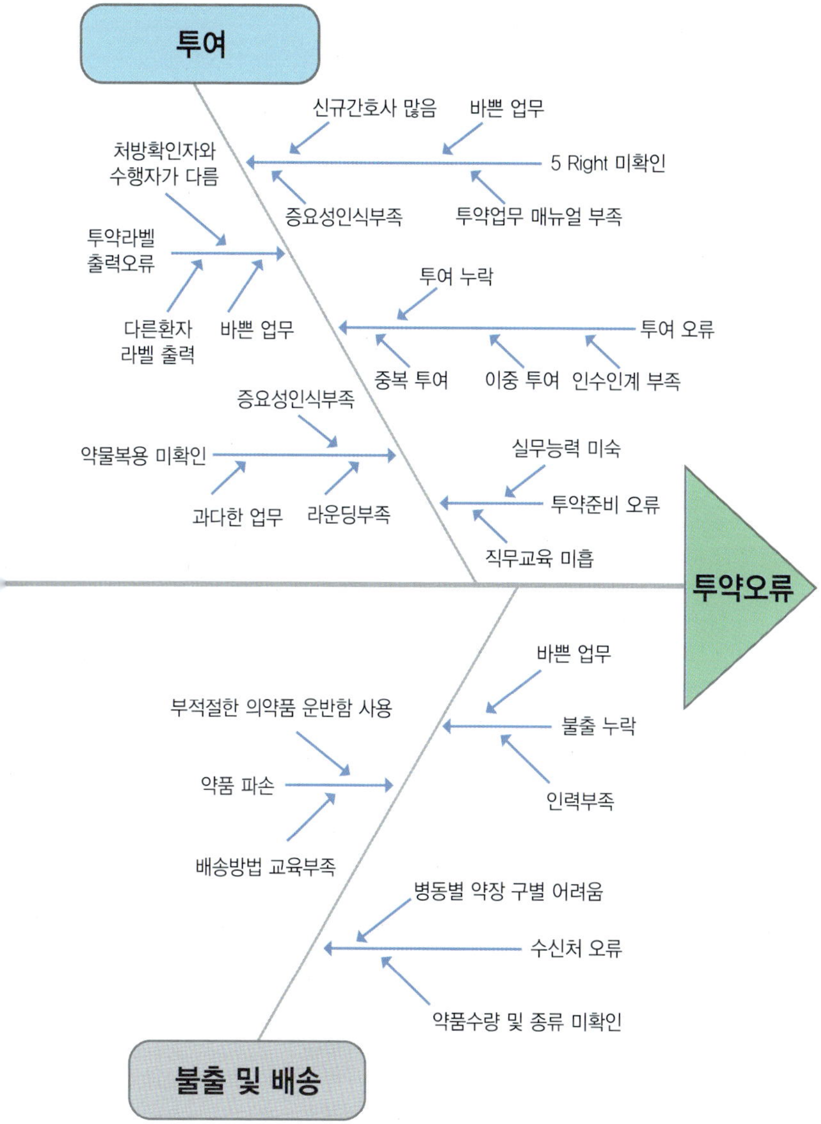
투여
신규간호사 많음
바쁜 업무
처방확인자와 수행자가 다름
5 Right 미확인
증요성인식부족
투약업무 매뉴얼 부족
투약라벨 출력오류
다른환자 라벨 출력
바쁜 업무
투여 누락
투여 오류
중복 투여
이중 투여
인수인계 부족
증요성인식부족
약물복용 미확인
과다한 업무
라운딩부족
실무능력 미숙
투약준비 오류
직무교육 미흡
투약오류
바쁜 업무
부적절한 의약품 운반함 사용
불출 누락
약품 파손
인력부족
배송방법 교육부족
병동별 약장 구별 어려움
수신처 오류
약품수량 및 종류 미확인
불출 및 배송

8. 우선순위에 따른 개선안 도출

단계	가능한 고장유형 potential failure mode	가능한 요인 cause
전산 처방	리마크 잘못 기재	- 의사 관심 부족, 업무과다, - 업무 부주의, 전산 클릭 오류 - 의약품 혼동
	처방일수 입력 오류	
	동일 성분 중복처방	- 전산 확인 시스템 부족 - 의사 관심 부족, - 업무과다, 주의력 부족
	환자에게 부작용이 있거나 사용해서는 안 되는 약물 처방	- 전산 알림 시스템 부족 - 과거력 확인 절차 무시 - 정보공유 부족, - 의사 주의력 부족
	다른 환자/약품/용량/시간/경로/용법 처방	- 5 Right 미준수 - 의약품 혼동 - 교육 시간 부족 - 과중한 업무
조제	ATC 조제 오류	- 다른 의약품을 DTA 조제 및 충전
		- 장비 오작동
		- 처방과 다르게 조제해야 할 경우
	ATC 제외 일반의약품 조제 오류	- 다른 약/다른 용량/다른 수량 조제
		- 이물 혼입
	산제 조제 오류	- 부족한 조제량
	라벨 부착 오류	- 조제된 약과 라벨이 다름
불출 및 배송	불출 누락	바쁜 업무, 인력 부족
	수신처 오류	병동별 약장 구별 어려움, 약품 수량 및 종류 미확인
	미배송/지연배송	바쁜 업무로 인한 배송 지연
	약품 파손배송 방법 오류	부적절한 의약품 운반함 사용, 부적절한 운반함 사용 배송 , 방법 교육 부족
투여	5 Right 미확인	과다한 업무, 업무 미숙, 인력 부족, 중요성 인식 부족, 교육 부족
	투약 설명 안 함	업무미숙으로 투약 절차 생략
	투여 누락	과다한 업무
	중복 투여	의사소통 부재
	단독 투여하는 약물을 혼합 투여한 경우	지식 부족, 교육 부족
	약물 복용 미확인	과다한 업무

	개선(안)
	1. 근접 오류 보고서를 토대로 주요 약물 처방 오류 분석 및 진료부 공유 2. 신규의료진 입사 시 의약품 처방 교육 강화 3. 교수회의 시 약물 처방 오류 결과 보고 4. 전산 처방 개선
	1. 이중 감사 강화 2. 정제 계수기 사용 3. 30T 이하 조제는 ATC 포장으로 제조 방법 변경 4. 조제 환경 점검 강화 5. ATC 조제기 정기 점검 6. 업무 매뉴얼 재정비
	1. 병동별 약품 보관장 식별 강화 2. 약국에서 약물 이송 전 약물 상태 및 개수 확인 강화 3. 고위험의 약품 바코드시스템을 통한 인수인계 강화
	4. 불출 이중 감사 실시 1차 감사: 약품 조제 후 병동별 구분 2차 감사: 병동별 약장에 구별 하여 투입할 때 확인
	1. 약물 알러지 스티커 제작 2. 약물 복용 확인 라운딩 강화 3. 동명이인 환자의 투약오류 예방을 위한 약봉지 인쇄 방법 개선 4. 주사제와 흡입용제가 혼동되지 않도록 표식 스티커 제작 5. 안전한 투약을 위한 포켓북 제작 6. 간호부 투약오류 예방 교육 강화 7. 의료기관 차원의 투약오류 관련 환자안전 주의 경보 발령 8. 안전한 투약을 위한 환자안전 활동

▣ Do (실행)

9. 개선 전략

High

효과

1. 조제 방법 변경 및 조제 환경 점검 강화 2. 병동별 약품보관장 식별 강화 3. 약물알러지 스티커 제작 및 부착 4. 약물 복용 라운딩 강화 5. 표식 스티커 제작 및 부착 6. 투약오류 예방 교육 7. 의료기관차원 환자안전 주의경보 발령 8. Arm Save 팔찌 제작 및 부착 9. Safety Regulator 도입 10. 수액조절 주의 스티커 제작 및 부착	1. 전산처방 개선 2. 약제팀 업무매뉴얼 재정비 3. 고위험 의약품 바코드 인수인계 시스템 도입 4. 동명이인 약봉지 인쇄 방법 개선 5. 안전한 투약을 위한 포켓북 제작

Low 노력 High

10. 개선 활동

가. 전산 처방

1) 근접 오류 보고서를 토대로 주요 약물 처방 오류 분석 및 진료부 공유

분기별 근접 오류 보고서를 토대로 약물 처방오류를 분석하고 주요 처방오류 의약품에 대해 교수회의 시 정보공유를 하였다.

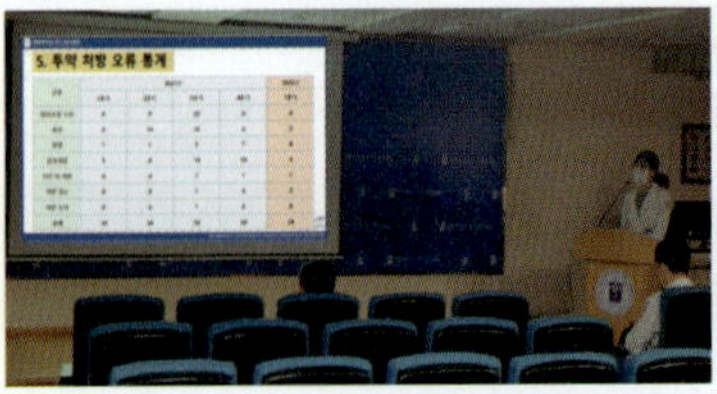

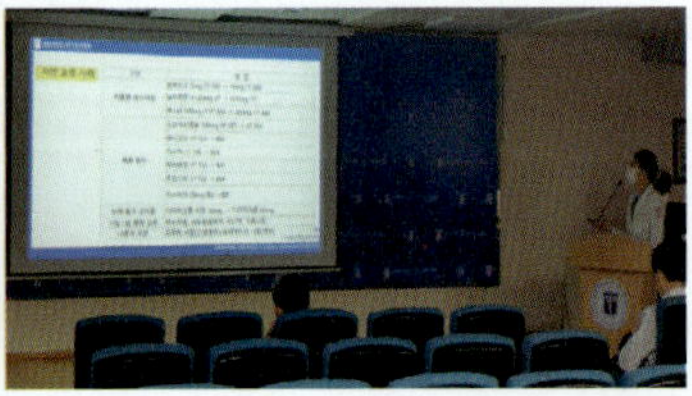

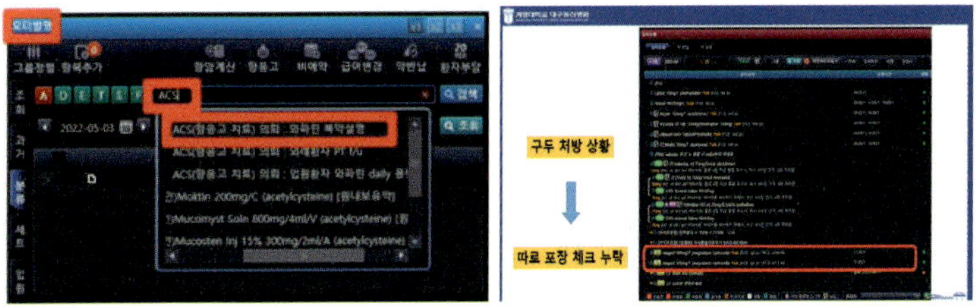

2) 전산 처방 개선

★3% Sodium Chloride solution. 500ml/BT 약품이 투약 경로 IV, Remark에 Nebulizer로 표기되어 투약업무 수행 시 투약오류 발생 가능하여 투여경로 외용, 투여 방법 Inhalation으로 변경하였다.

개선 전	개선 후
- 처방 : IV - 실제 투여 : Nebulizer	- 투여 경로 : 외용 - 투여 방법 : Inhalation
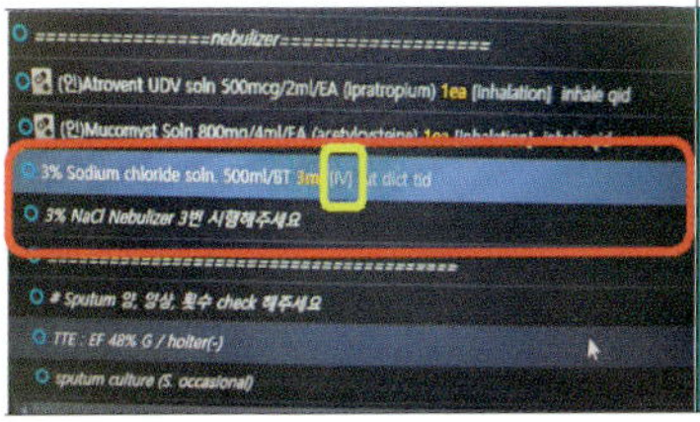	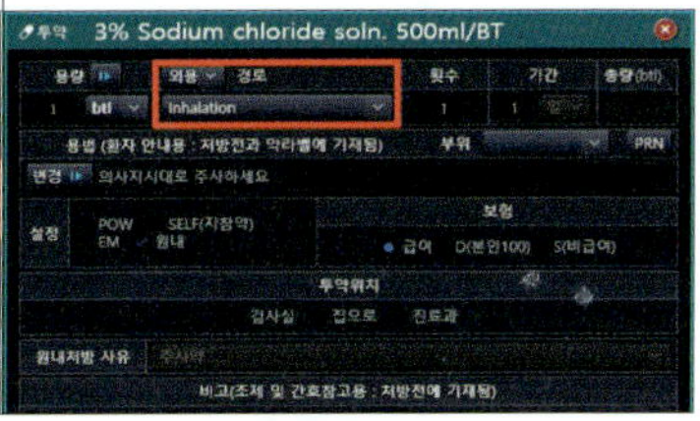

나. 조제

1) 정제 계수기를 사용하여 기존 30T씩 포장하던 것을 10T씩 분할 포장하여 조제 오류를 감소시켰다.

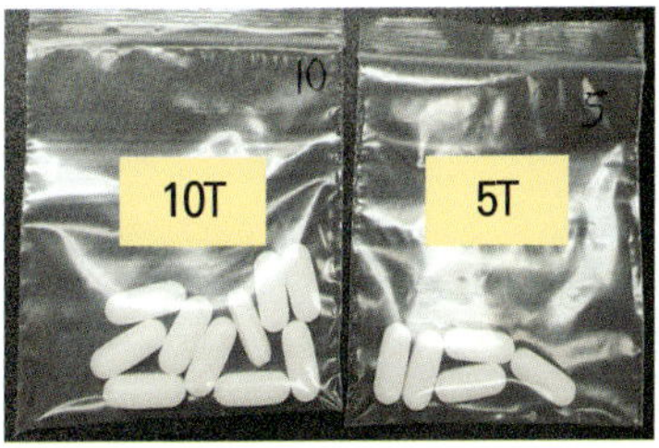

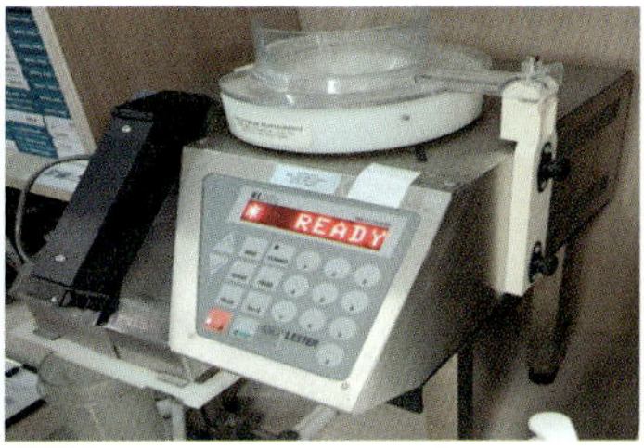

2) 30T 이하 조제는 ATC 포장으로 조제 방법 변경

ATC 기계를 통해 조제함으로써 인적오류를 예방하도록 하였다.

3) 조제 환경 점검 강화

병동, 외래, 산제 조제 구역을 매일 정기적으로 점검하였다.

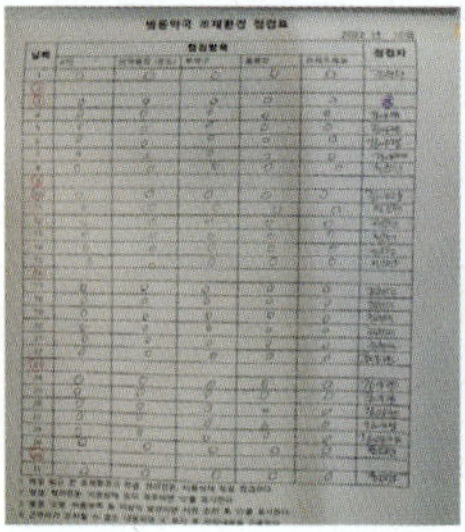

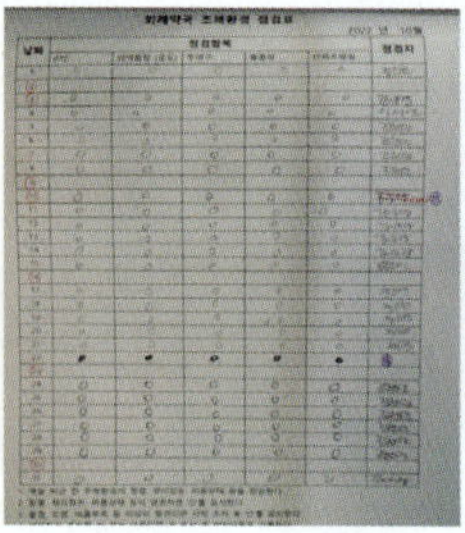

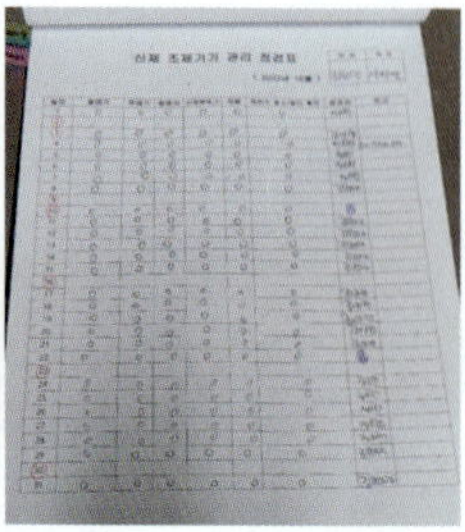

4) ATC 조제기 정기 점검

월 1회 자체 점검 및 업체 정기 점검을 실시하였다.

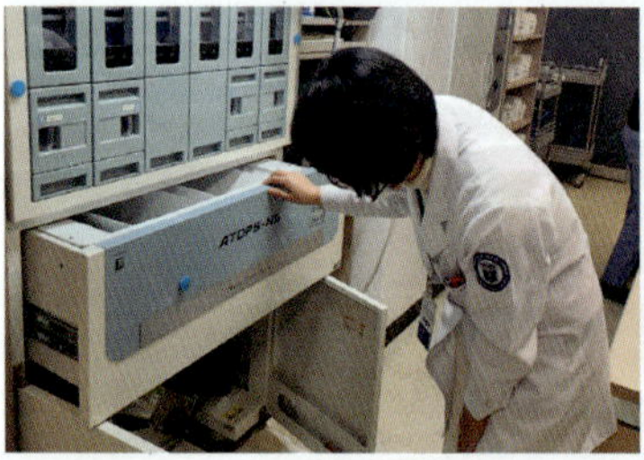

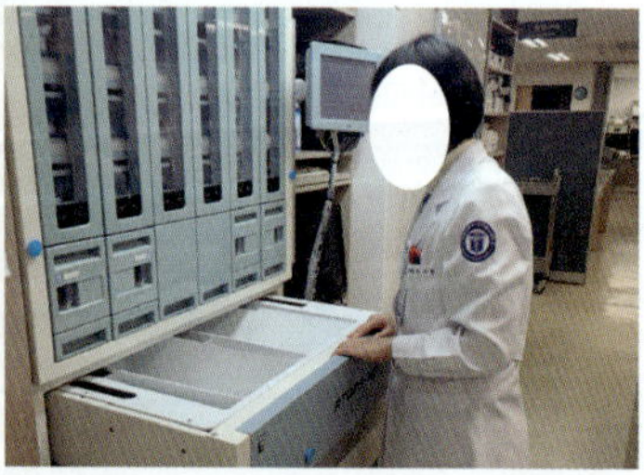

5) 업무 매뉴얼 재정비

신규 약사가 근무 배치 시 업무에 참고할 수 있도록 약사 실무가이드북을 제작하여 조제 및 불출 오류를 예방하였다.

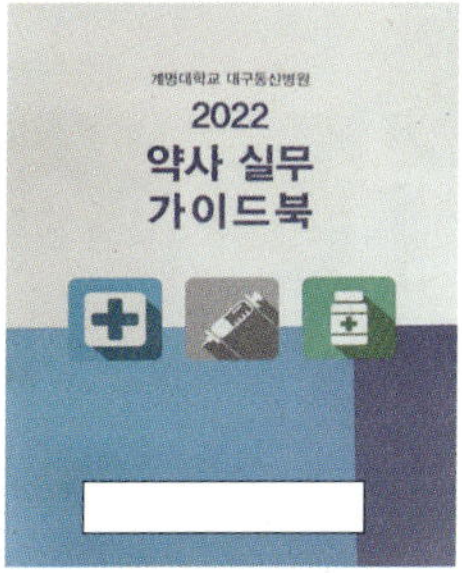

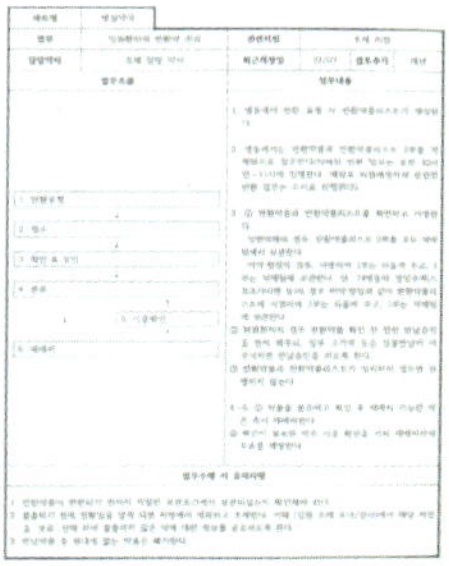

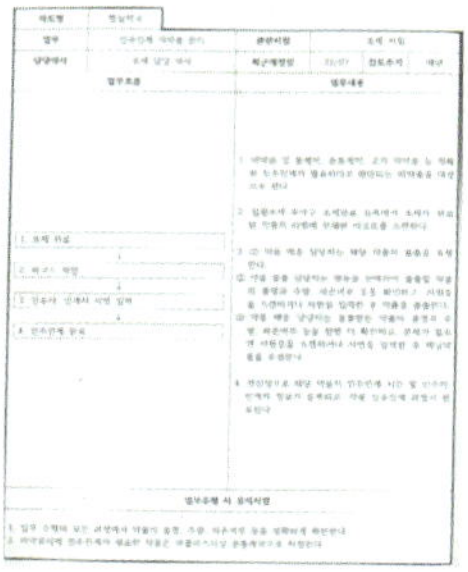

다. 불출

1) 병동별 약품 보관장 식별강화

병동별 불출 오류를 예방하기 위해 약품 보관장의 표식을 강화하였다.

개선 전	개선 후
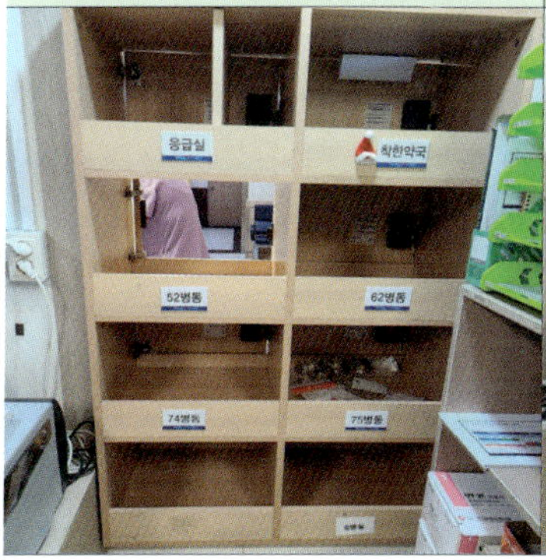	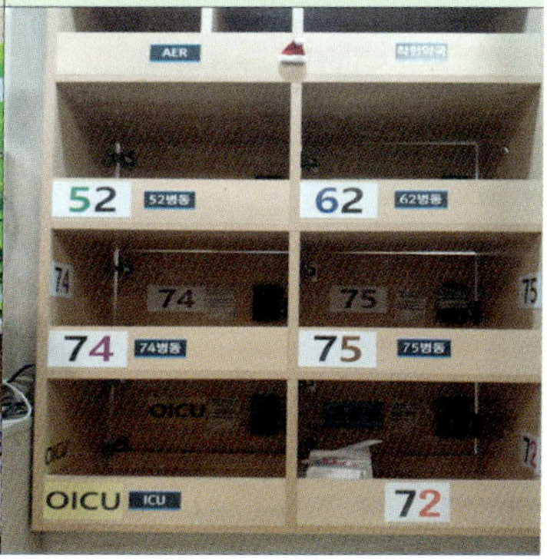

2) 고위험 의약품에 대해 바코드를 이용한 인수인계 시스템 도입

고위험 의약품의 불출 오류를 예방하기 위해 바코드를 이용한 인수인계 시스템을 도입하여 정확하고 안전하게 고위험 의약품이 불출되도록 하였다.

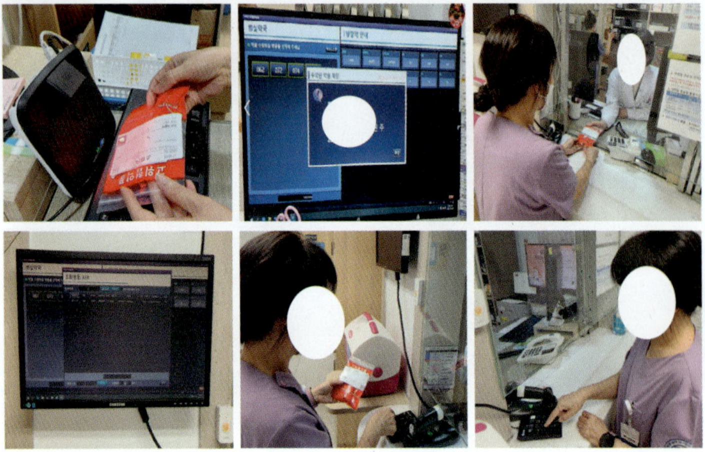

라. 투여

1) 약물 알러지 스티커 제작 및 부착

약물 알러지가 있는 환자에게 약물 알러지 스티커를 제작하여 침상에 부착, 직원 간 정보공유를 통해 투약오류를 예방하였다.

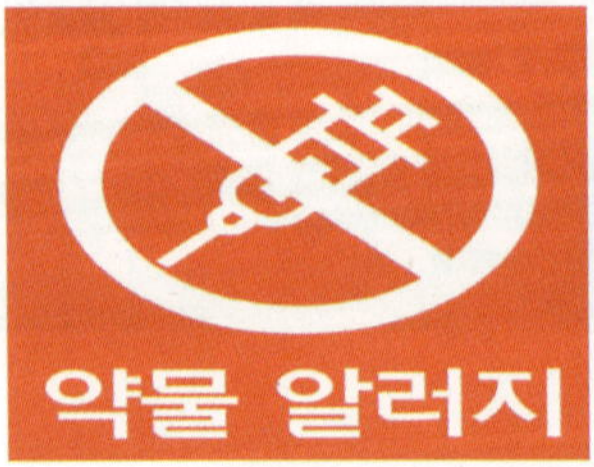

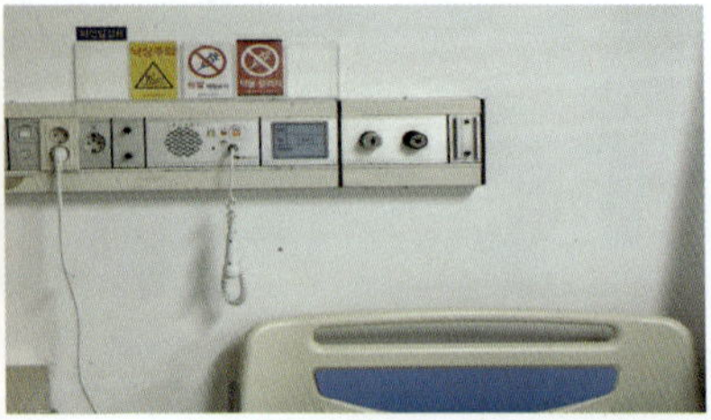

2) 약물 복용 확인 라운딩 강화

식후 PO 약물이 제대로 복용 되었는지 확인을 위한 정기적인 라운딩을 강화하였다.

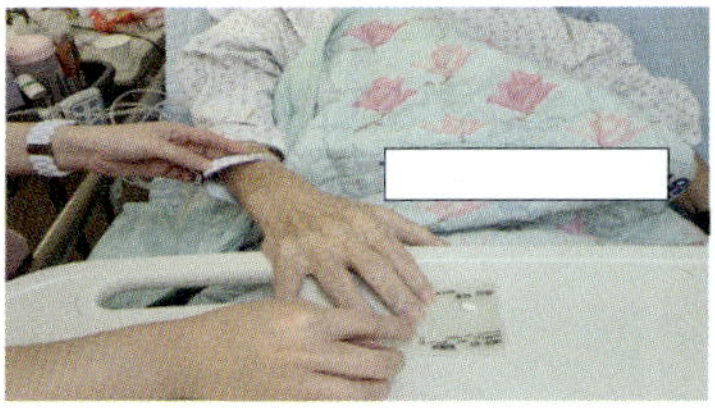

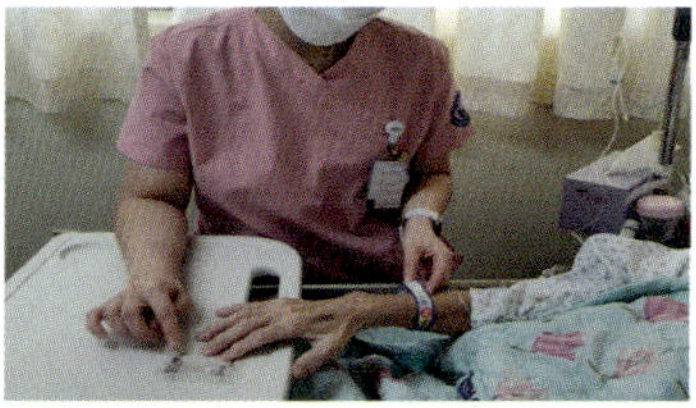

3) 동명이인 환자의 투약오류 예방을 위한 약봉지 인쇄 방법 개선

동명이인이 입원하였을 경우 투약오류 예방을 위해 약봉지에 'ㄷ'을 표기하여 직원 간 정보공유를 통해 투약오류를 예방하였다.

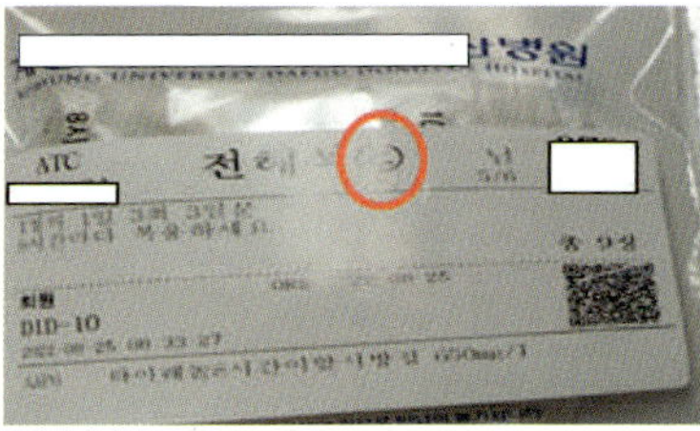

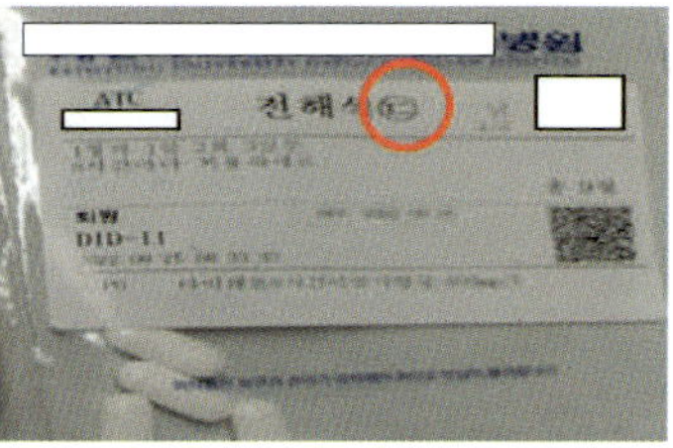

4) 주사제와 흡입용제가 혼동되지 않도록 표식 스티커 제작

주사제와 흡입용제가 혼동되지 않도록 표식 스티커를 제작, 주사기에 부착하여 직원 간 정보공유를 통해 투약오류를 예방하였다.

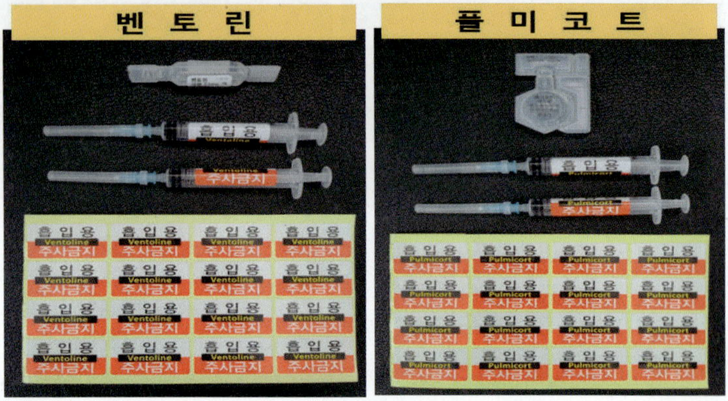

5) 간호부 투약오류 예방 교육 강화

투약오류 예방을 위해 이론 및 실습 교육을 실시하였다.

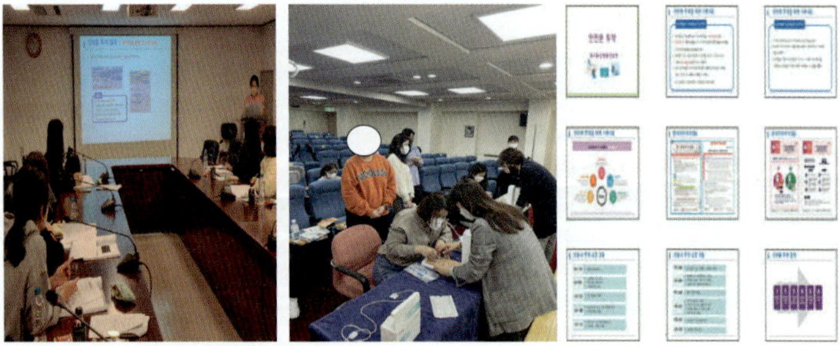

6) 안전한 투약을 위한 포켓북 제작

안전한 투약을 위한 절차에 대해 포켓북을 제작하여 신규간호사 입사 시 교육에 활용하고 근무 시 지참하여 업무에 참고할 수 있도록 하였다.

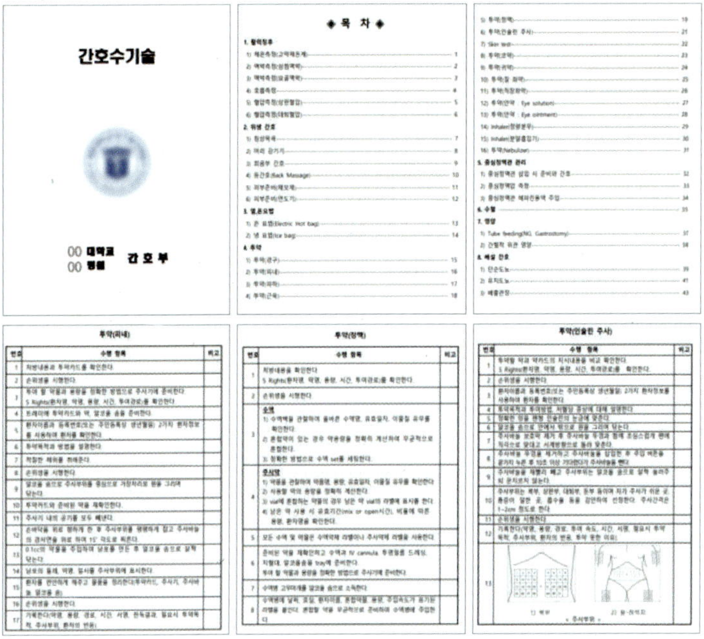

7) 의료기관 차원의 투약오류 관련 환자안전 주의 경보 발령

최근 투약오류가 국가적인 이슈가 되고 있고 본원에서도 투약오류가 빈번히 발생되고 있어 의료기관 차원의 환자안전 주의 경보를 발령하여 직원들과 정보를 공유하였다.

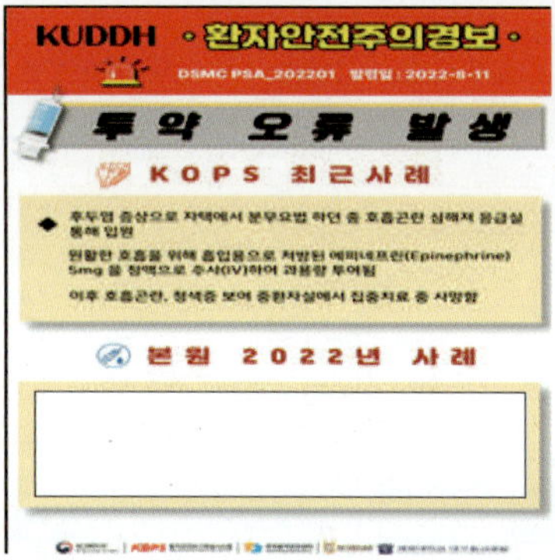

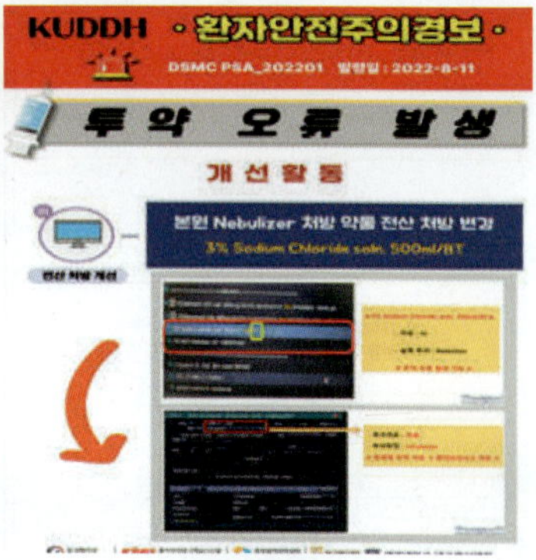

8) 안전한 투약을 위한 환자안전 활동

가) 『안전한 투약을 위한 세 가지 약속』 화면보호기 팝업창 띄우기

『안전한 투약을 위한 세 가지 약속』에 대한 내용을 화면보호기에 탑재하여 직원들이 근무 중 수시로 투약오류 예방의 중요성을 인지할 수 있도록 하였다.

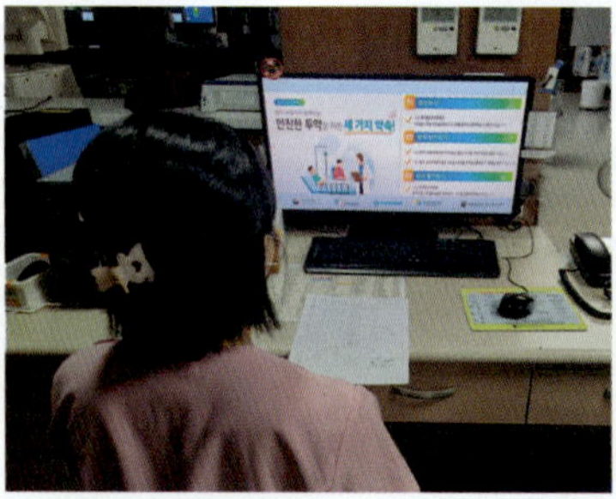

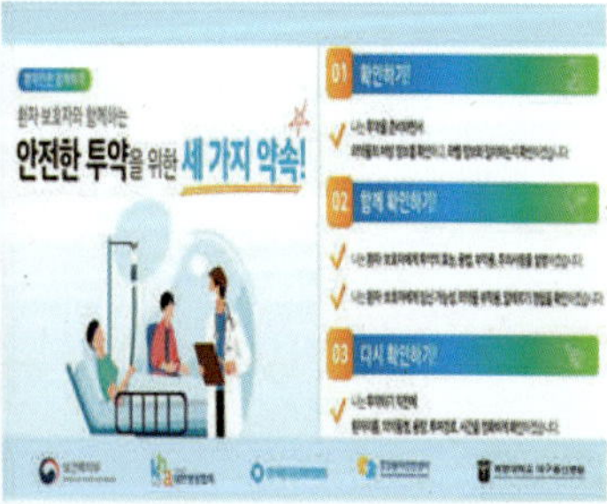

나) Arm save 팔찌 제작 및 부착

처치가 불가한 팔 또는 다리에 'Arm save 팔찌'를 감아서 직원들과 정보공유를 하였다.

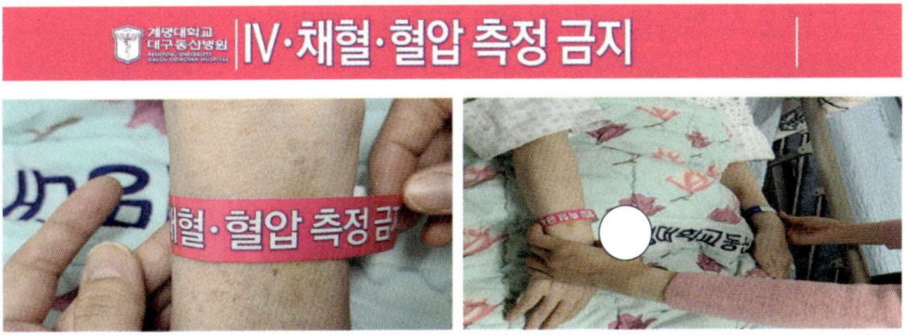

다) Safety Regulator 도입

환자들이 스스로 유량 조절을 하지 못하도록 수액 조절 안전사고 예방 가능한 다이얼 잠금장치 제품으로 변경하여 투약오류를 예방하였다.

변경 전		변경 후	
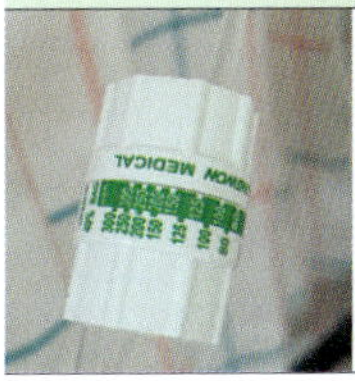	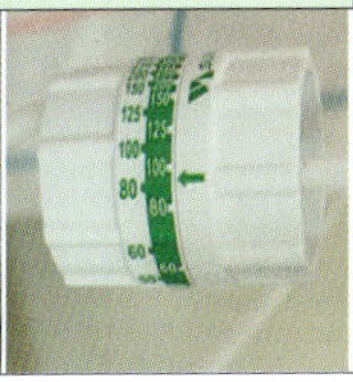	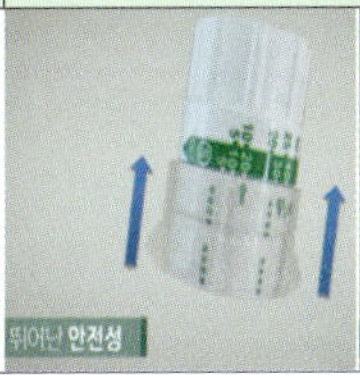	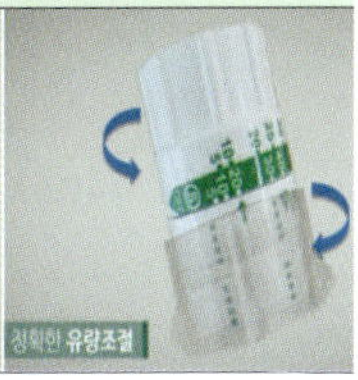

라) 속도 조절 주의 스티커 제작 및 부착

고위험 의약품 주입 시 수액 라인에 『속도 조절 주의』 스티커를 부착하여 수액주입에 주의 집중하여 투약오류가 발생하지 않도록 직원 간 정보 공유하였다.

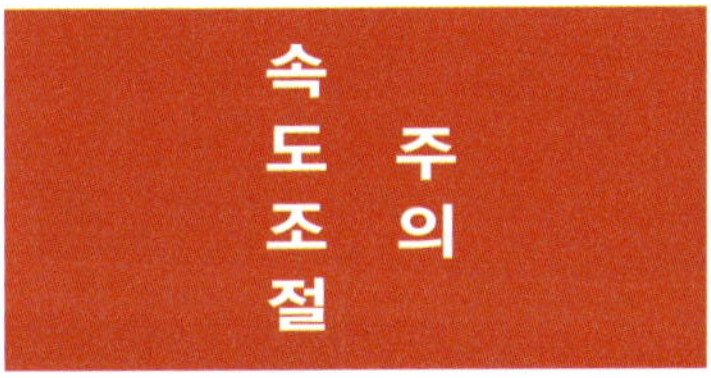

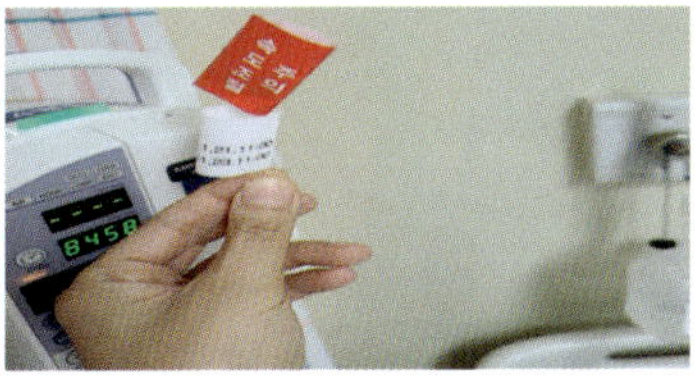

▣ Check (검토)

11. 활동의 효과

가. F.M.E.A. 활동을 통한 개선된 프로세스 재평가

<table>
<tr><th rowspan="2">구분</th><th rowspan="2">가능한 고장유형
potential failure mode</th><th colspan="2">개선 전</th><th colspan="5">개선 후</th></tr>
<tr><th>RPN</th><th>CI</th><th>① 발생 가능성</th><th>② 심각성</th><th>③ 발견 가능성</th><th>RPN ①x②x③</th><th>CI (ΣRPN)</th></tr>
<tr><td rowspan="5">전산 처방</td><td>리마크 잘못 기재</td><td>27</td><td rowspan="5">383</td><td>1</td><td>3</td><td>3</td><td>9</td><td rowspan="5">87</td></tr>
<tr><td>처방일수 입력 오류</td><td>27</td><td>1</td><td>3</td><td>3</td><td>9</td></tr>
<tr><td>동일 성분 중복처방</td><td>15</td><td>1</td><td>3</td><td>3</td><td>9</td></tr>
<tr><td>환자에게 부작용이 있거나 사용해서는 안되는 약물 처방</td><td>81</td><td>1</td><td>3</td><td>5</td><td>15</td></tr>
<tr><td>다른 환자/약품/용량/시간/경로/용법 처방</td><td>243</td><td>1</td><td>5</td><td>5</td><td>45</td></tr>
<tr><td rowspan="4">조제</td><td>ATC 조제 오류</td><td>39</td><td rowspan="4">259</td><td>1</td><td>3</td><td>5</td><td>15</td><td rowspan="4">54</td></tr>
<tr><td>ATC 제외 일반의약품 조제 오류</td><td>125</td><td>1</td><td>3</td><td>3</td><td>9</td></tr>
<tr><td>산제 조제 오류</td><td>20</td><td>1</td><td>3</td><td>1</td><td>3</td></tr>
<tr><td>라벨 부착 오류</td><td>75</td><td>3</td><td>3</td><td>3</td><td>27</td></tr>
<tr><td rowspan="5">불출 및 배송</td><td>불출 누락</td><td>3</td><td rowspan="5">99</td><td>1</td><td>3</td><td>1</td><td>3</td><td rowspan="5">39</td></tr>
<tr><td>수신처 오류</td><td>45</td><td>1</td><td>3</td><td>3</td><td>9</td></tr>
<tr><td>미배송/지연배송</td><td>9</td><td>1</td><td>3</td><td>1</td><td>3</td></tr>
<tr><td>약품 파손</td><td>15</td><td>3</td><td>5</td><td>1</td><td>15</td></tr>
<tr><td>배송 방법 오류</td><td>27</td><td>1</td><td>3</td><td>3</td><td>9</td></tr>
<tr><td rowspan="6">투여</td><td>5 Right 미확인</td><td>125</td><td rowspan="6">254</td><td>1</td><td>3</td><td>5</td><td>15</td><td rowspan="6">130</td></tr>
<tr><td>투약 설명 안 함</td><td>27</td><td>3</td><td>1</td><td>3</td><td>9</td></tr>
<tr><td>투여 누락</td><td>45</td><td>3</td><td>3</td><td>3</td><td>27</td></tr>
<tr><td>중복 투여</td><td>45</td><td>3</td><td>3</td><td>5</td><td>45</td></tr>
<tr><td>단독 투여하는 약물을 혼합 투여한 경우</td><td>15</td><td>1</td><td>5</td><td>5</td><td>25</td></tr>
<tr><td>약물 복용 미확인</td><td>27</td><td>1</td><td>3</td><td>3</td><td>9</td></tr>
</table>

나. 개선 전·후 CI 값 비교

구분	1차	2차	개선 활동 결과	비고
CI 값(ΣRPN)	1,035점	310점	70% 감소	목표 달성

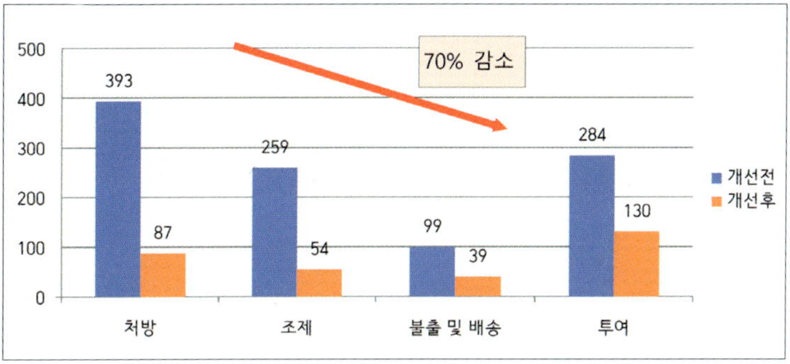

다. 투약오류 보고 건수

구분	1차	2차	개선 활동 결과	비고
투약오류 보고 건수	00건	00건	61.8% 감소	목표 달성

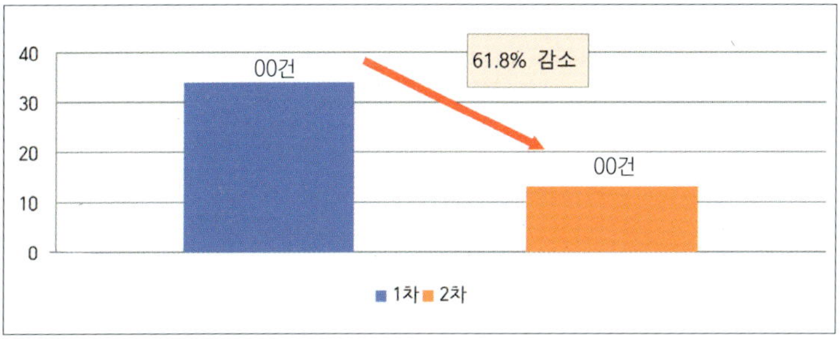

▣ Act (조치)

12. 결론 및 제언

투약오류에 따른 문제점을 개선하기 위해 전향적인 환자안전관리 활동인 F.M.E.A.(Failure Mode Effect Analysis: 고장 유형 영향분석) 활동을 실시하였다.

투약오류 보고 건수, 투약오류 고장유형 위험도를 계산하여 우선순위를 선정하고 우선순위 선정 결과에 따른 개선 활동을 진행하였다.

가. 투약오류 보고 건수는 개선 전 1차 조사에서는 전체 OO건이 보고되었으며, 개선 후 2차 조사에서는 전체 OO건 보고되어 61.8% 감소로 목표를 달성하였다.

나. 투약오류 고장유형 위험도(CI: ∑RPN)는 개선 전 1차 조사에서는 1,035점으로 측정되었으며, 개선 후 2차 조사에서는 310점으로 측정되어 70% 감소로 목표를 달성하였다.

13. 추후 관리(모니터링 계획)

투약오류 예방 활동을 지속적으로 시행하고, 투약오류 보고는 분기별로 모니터링하고 직원들과 정보 공유할 계획이다.

14. 팀 활동 경과보고

가. 2022년 4월 1일
팀 구성, 핵심 지표 선정

나. 2022년 4월 22일
프로세스 검토 및 도식화 작업, 고장유형 분석 및 우선순위 선정

다. 2022년 5월 6일, 5월 20일
고장유형 우선순위에 따른 부서별 개선 활동 논의

라. 2022년 4월 1일 ~ 2022년 6월 30일
1차 조사

마. 2022년 7월 1일 ~ 2022년 8월 31일
부서별 개선 활동 진행

바. 2022년 9월 1일 ~ 2022년 11월 30일
2차 조사

사. 2022년 11월 30일
효과 평가

Ⅳ

환자안전사건 관리

직무 분장	주요 업무
환자안전사건 관리 업무	환자안전 보고서 관리

업무 흐름

1. 환자안전사건 발생
2. 응급 조치 및 주치의, 부서장 보고
3. 환자안전사건 보고서 작성
4. 관련 회의체 또는 TFT운영(필요시)
5. 문제확인 및 분석
6. 의료질관리팀 접수
7. 개선활동
8. 환자안전 보고서 분석(월별, 분기별)
9. 병원장 및 위원회 보고
10. 포상, 환류, 질 향상 활동 연계

업무수행 목적

병원 내에서 발생하는 환자안전과 관련된 모든 행위를 보고 하는 절차를 갖추어 적절한 환자안전 및 예방활동을 통해 환자안전 향상을 유도함을 목적으로 한다.

업무 내용

1. 보건의료인이 환자에게 보건의료 서비스 제공과정에서 환자안전에 보건복지부령으로 정하는 위해가 발생하였거나 발생할 우려가 있는 사고가 발생 (환자안전법 제2조)
2. 응급조치 후 주치의와 부서장에게 보고한다.
3. ① 사건당사자가 적신호 사건은 24시간 이내, 위해사건은 5일 이내 보고서를 작성한다.(병원 규정에 맞게 보고서 작성)
   ② 부서장은 보고서를 검토 후 승인한다.
4. 의료질관리팀에서 작성된 보고서를 검토하고 레벨을 확정하고 최종완료한다.
5. 환자안전 보고서 내용을 확인 및 분석한다.
   (의무기록검토, 현장확인, 면담(교직원, 환자), 각종 자료 요청 및 검토 등)

6~7. ① 적신호사건은 관련회의체 또는 T.F.T.를 구성하여 근본원인을 분석하고 개선활동을 수행한다.
   ② 위해사건과 근접오류는 사안에 따라 관련 회의체 또는 T.F.T.를 구성하여 문제를 분석하고, 개선활동을 수행한다.

8~9. ① 환자안전 보고서를 분석하고(통계, 내용 등) 보고서를 작성한다.
   ② 보고서를 월별, 분기별로 병원장에게 보고한다.
   ③ 질향상위원회, 환자안전 위원회에 보고한다.

10. ① 근접오류 보고 활성화를 위해 분기별 시상한다
   ② 우수개선사례는 환자안전의 날 행사, 포스터 전시, 공문발송 등을 통해 결과를 환류한다.
   ③ 환자안전보고학습시스템에 환자안전사건을 보고한다.

업무수행 시 유의사항

1. 예방과 재발방지를 위해서는 개인적 차원의 접근보다 이를 예방하기 위한 시스템, 즉 의료를 제공하는 환경 자체의 속성에 대한 접근이 오류발생을 예방하거나 감소시키는 것에 효과적이다.
2. 환자안전 보고 활성화와 교직원의 참여를 유도한다.

2010년 5월 故정종현 군 사건 이후 환자안전사고에 대한 예방을 위한 국가차원의 체계적 관리 시스템 구축을 기본 목적으로 한 [환자안전법]이 제정(2015.01.28.) 및 시행(2016.07.29.)되었다.

[환자안전법] 제16조 제5항 및 [환자안전법 시행령] 제 8조에 따라 의료기관평가인증원을 위탁기관으로 지정하여 환자안전사고 자율보고 제도 운영이 시작되었다.

자율보고를 통해 수집된 환자안전사고를 분석하여 실제 환자안전사고 예방 및 재발방지를 위한 체계를 마련하였고, 2017년 의료기관이 원활한 환자안전 활동 수행과 기본적인 인프라 지원을 위한 수가를 마련하기 위하여 [입원환자안전관리료]가 신설되었다.

의료기관평가인증원에서는 환자안전사고의 예방 및 감소를 위한 유의미한 정보를 정보제공지에 주기적/상시적으로 게시하였고 2017년 7월 28일 환자안전사고 보고, 전담인력 관리, 주의 경보 발령 등을 온라인에서 수행하기 위한 KOPS포털(www.kops.or.kr)을 오픈하고 전담인력, 보건의료인, 환자 및 보호자 등 보건의료서비스를 제공하거나 제공받는 사람이 인지한 환자안전사고 내용을 환자안전보고학습시스템에 보고하도록 하고 있다.

[연도별 환자안전 통계]

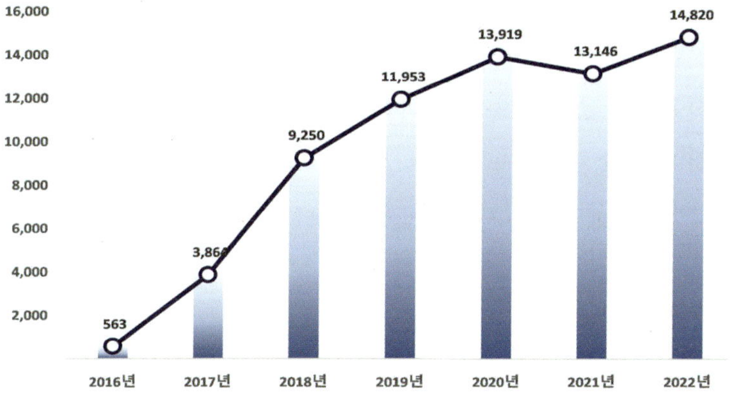

출처 : www.kops.or.kr

● 용어의 정의

1. **'환자안전사건'이란** [보건의료기본법]제3조 제3호의 보건의료인이 환자에게 보건의료서비스를 제공하는 과정에서 환자안전에 보건복지부령으로 정하는 위해*가 발생하였거나 발생할 우려가 있는 사고로서 환자의 기저질환과 관계없이 의료서비스로 인해 발생한 사망, 주요 기능의 영구적 손실 등 심각한 신체적, 정신적 손상 등이 예기치 않게 발생한 사고를 의미한다.(출처 : KOPS)

   * 사망·질환 또는 장해 등 환자의 생명,신체,정신에 대한 손상 또는 부작용을 말한다. (환자안전법 시행규칙 제2조)

위해정도	정의
근접오류(Near miss)	사고가 발생할 뻔 했으나 우연한 또는 시의 적절한 중재를 통해 발생이 안 된 경우
위해없음(None)	사고가 발생했으나 환자에게 뚜렷한 위해가 발생하지 않은 경우
경증(Mild)	사고 발생으로 환자가 경미한 손상을 입었으며, 단기간 또는 최소한의 중재가 필요한 경우
중등도(Moderate)	사고 발생으로 환자가 장기적 손상을 입었으며, 입원기간이 연장되거나 추가 수술 및 처치 등의 중재가 필요한 경우
중증(Severe)	사고 발생으로 환자가 영구적 손상을 입었으며, 퇴원 시 장애가 나타나거나 생명을 유지하기 위한 중재 또는 수술이 필요한 경우
사망(Death)	사고 발생으로 환자가 사망한 경우

출처 : 2022년 중대한 환자안전사고 의무보고 가이드라인

2. '중대한 환자안전사고'는 아래와 같은 경우를 의미한다.

가. 『의료법』 제 24조의2제1항에 따라 설명하고 동의를 받은 내용과 다른 내용의 수술, 수혈, 전신마취로 환자가 사망하거나 심각한 신체적·정신적 손상을 입은 환자안전사고가 발생한 경우

나. 진료기록과 다른 의약품이 투여되거나 용량 또는 경로가 진료기록과 다르게 투여되어 환자가 사망하거나 심각한 신체적·정신적 손상을 입은 환자안전사고가 발생한 경우

다. 다른 환자나 부위의 수술로 환자안전사고가 발생한 경우

라. 의료기관 내에서 신체적 폭력으로 인해 환자가 사망하거나 '심각한 신체적·정신적 손상'*을 입은 경우

* '심각한 신체적·정신적 손상'은 1개월 이상의 의식불명, 『장애인복지법 시행규칙』 별표1에 따른 장애의 정도가 심한 장애인(자폐성장애인은 제외)이 된 경우, 그 밖에 보건복지부장관이 심각한 신체적·정신적 손상에 해당한다고 인정하는 경우를 의미한다.

3. 환자안전법 상 전담인력 자격 및 배치기준

가. 자격

1) 의사·치과의사 또는 한의사 면허를 취득한 후 3년 이상 보건의료기관에서 근무한 사람
2) [의료법]제 77조에 따른 전문의 자격이 있는 사람
3) 간호사 면허를 취득한 후 3년 이상 보건의료기관에서 근무한 사람

나. 배치기준

<table>
<tr><th>종별</th><th>병상 구분</th><th>상</th><th>중</th><th>하</th></tr>
<tr><td rowspan="2">상급
종합병원 &
종합병원</td><td>500병상 이상</td><td>- 전담부서 설치
- 적격한 전담 인력 : 3명 이상</td><td>- 전담부서 설치
- 적격한 전담 인력 : 2명</td><td rowspan="4">'상'과 '중'에 해당하지 않는 경우</td></tr>
<tr><td>100병상 이상
~499병상</td><td>- 전담부서 설치
- 적격한 전담 인력 : 2명 이상</td><td>- 전담부서 설치
- 적격한 전담 인력 : 1명</td></tr>
<tr><td rowspan="2">병원</td><td>200병상 이상</td><td>- 전담부서 설치
- 적격한 전담 인력 : 2명 이상</td><td>- 전담부서 설치
- 적격한 전담 인력 : 1명</td></tr>
<tr><td>200병상 미만</td><td>- 전담부서 설치
- 적격한 전담 인력 : 1명 이상</td><td>- 담당부서 설치
- 적격한 전담 인력 : 1명</td></tr>
</table>

출처: 4주기 급성기병원 인증조사 표준지침서

다. 환자안전법 상 전담인력의 업무

1) 환자안전사고 정보의 수집·분석 및 관리·공유

2) 환자안전사고 예방 및 재발 방지를 위한 보건의료인 교육

3) 환자와 환자 보호자의 환자안전 활동을 위한 교육

4) 그 밖에 보건복지부령으로 정하는 환자안전 활동

가) 환자안전 활동의 보고

나) 환자안전기준의 준수 점검

다) 환자안전 지표의 측정·점검

라) 그 밖에 환자안전 및 의료질 향상을 위하여 보건복지부장관이 특히 필요하다고 인정하는 사항

4. 환자안전사고 자율보고

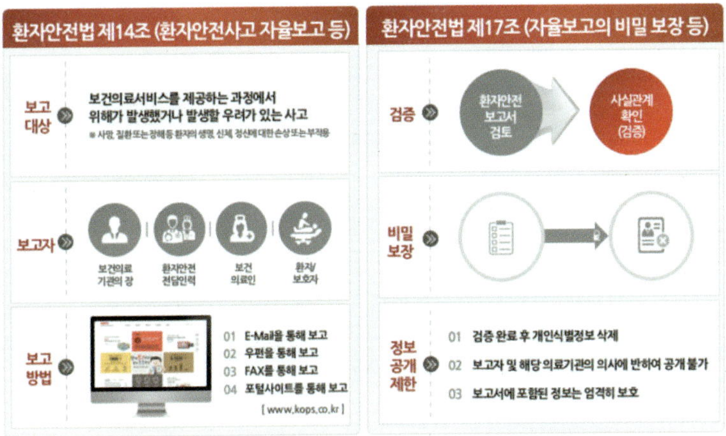

KOPS 환자안전보고학습시스템

5. 중대한 환자안전사고 의무보고 (환자안전법 개정, 시행일 2021.01.30.)

적용범위 : [환자안전법]에 따라 200병상 이상의 병원급 의료기관 및 종합병원

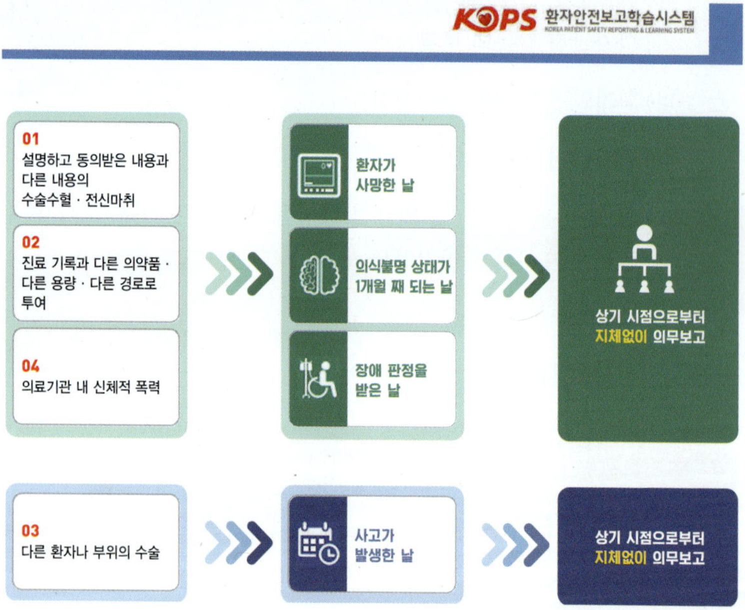

[예시] 환자안전사고 보고체계

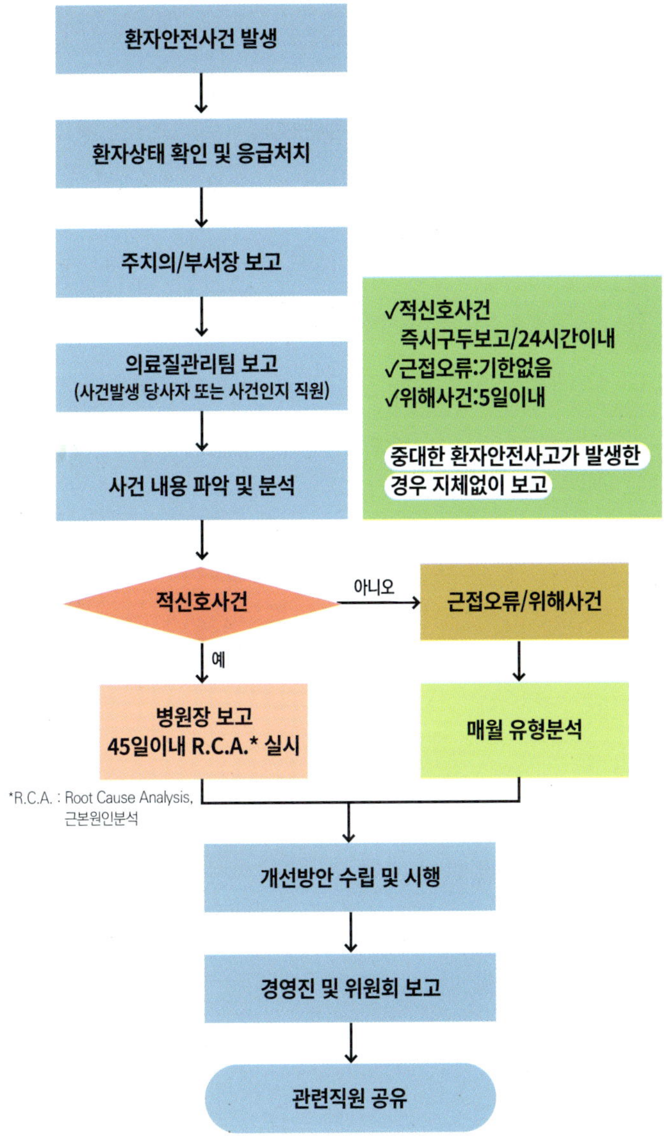

*의료기관마다 상이할 수 있음

● 환자안전사건 분석 및 개선활동

1. Safety Level(심각도 수준) 분류

Safety Level(심각도 수준)		환자안전사건
Level 0	오류가 발생할 수 있는 잠재력을 지닌 사건이나 환경	근접오류
Level 1	사건이 발생했으나 환자는 손상이 없음	무해사건
Level 2	사건발생 후 검사 등을 실시하였으나, 손상은 없음	무해사건
Level 3	사건발생 후 일시적 손상을 입었으며, 치료나 중재가 필요	유해사건
Level 4	사건발생 후 일시적 손상을 입었으며, 입원 필요나 재원기간이 늘어남	유해사건
Level 5	사건발생 후 영구적 손상을 입음	적신호사건
Level 6	사건발생 후 환자가 사망함	적신호사건

※ 의료기관마다 Level 분류는 상이할 수 있음

2. 적신호사건

의료질관리팀은 사건 발생 45일 이내(*의료기관마다 상이할 수 있음), 중대한 환자안전사고는 최소 30일 이내 근본원인분석(Root cause analysis, R.C.A.)을 하고, 사안에 따라 관련 회의체 또는 T.F.T.(Task force team)를 운영할 수 있다.

● 근본원인분석(Root Cause Analysis, R.C.A.)

- 적신호사건이나 그러한 가능성이 있는 상황에서 사건에 기여한 원인과 근본적인 요인을 확인하고 규명하는 과정을 말한다.
- 근본원인분석의 특성은 팀접근이 필수적이며 개인의 성과에 초점을 두지 않고 시스템과 과정에 초점을 둔다.
- 분석은 "왜?"라는 반복적인 질문을 통해 계속적으로 더 깊이있게 분석한다.

- **근본원인분석 단계**(출처: 대한 환자안전질향상 간호사회)

1단계 : 근본원인분석 준비

가. 문제확인 : 발생일자, 발견일시, 발생장소, 문제요약

나. 문제조사 :

- 의무기록 검토

환자 초기평가, 경과기록, 수술기록지, 처방 및 검사결과 등

낙상의 경우 낙상평가결과 및 예방활동 기록

- 관련직원 인터뷰

환자안전사고 관련 부서장 및 관련직원 인터뷰

환자안전사고 관련 영향 요인 및 개선사항에 대해 의견 청취

면담의 내용은 '누가' 가 아닌 '무엇을' 개선해야 하는지에 초점

- **현장 방문**

사건 현장을 방문하여 시설 및 환경을 점검하고 문제점을 분석, 개선이 필요한 사항 등을 확인

다. 팀구성

- 팀구성은 10명 이내로 하며 사안에 따라 추가 구성원이 참여할 수 있음
- 존경받고 신뢰할 수 있는 의사결정 권한을 갖춘 리더를 팀장으로 선정
- 팀장 : 의사결정권자(QI실장, 진료부장, 기획실장등)
- 간사 : 환자안전 전담자
- 팀원 : 사건과 관련된 부서 직원 및 부서장, 담당의료진

2단계 원인분석

가. 사고 발생내용을 시간의 흐름에 따라 분석

나. 사고 분석을 위한 주요사항과 사고발생 흐름단계에 관련된 직원, 위험요인을 상세히 분석

3단계 근접원인 및 근본원인 분석

가. 근본원인을 찾는 것은 많은 시간과 노력이 필요

나. "왜 그 근접원인이 발생했는가?"

다. 인간의 실수가 아닌 시스템의 문제를 찾는 것이 핵심

라. 원인의 기반이 되는 이유를 더 이상 찾을 수 없을 때까지 지속적으로 "why?"라는 질문을 통해 근본 원인 찾기

분석수준	질문
업무절차	환자안전사고와 관련된 규정이나 지침, 절차가 있는가?
	환자안전사고와 관련된 규정이나 지침, 절차에 따라 적용하였는가?
인적요인	결과와 관련이 있는 인적요인이 있는가?
	사고발생 시 관련 직원은 적절하게 교육된 직원인가?
	직원의 배치는 적절한가?
	환자안전사고 감소 및 예방을 위한 훈련이 되었는가?
의사소통	환자안전사고와 관련하여 의사소통이 적절하게 이루어졌는가?
	의사소통의 잠재적 위험요소, 장애요인이 있는가?
리더십	환자안전사고 감소 및 예방을 위해 최우선순위로 두고있는가?
	환자안전사고 감소 및 예방을 위해 관심을 가지고 지원과 참여를 하였는가?
환경관리	환자안전사고와 관련한 영향을 미친 환경요소는 무엇인가?
	시설 및 환경관리가 적절히 이루어졌는가?
장비관리	환자안전사고와 관련된 장비는 무엇인가?
	환자안전사고와 관련하여 의료기기 문제가 있었는가?

4단계 근본원인에 따른 개선전략 수립

가. 근본원인에 해당되는 개선전략뿐만 아니라 같은 분류에 있는 다른 근본원인 개선전략을 함께 고려하여 개선활동을 수립할 수 있다.

나. 추진일정(사업의 시작과 종료시기 결정)

다. 예산수립(필요한 자원 파악, 확보방안 마련)

라. 사업 진행에 대한 파악과 평가

[예시: 문제분석 보고서]

<table>
<tr><th>단 계</th><th colspan="2">항 목</th><th colspan="3">내 용</th></tr>
<tr><td rowspan="3">1단계
계획</td><td colspan="2">팀 구성</td><td colspan="3"></td></tr>
<tr><td colspan="2">활동기간</td><td colspan="3"></td></tr>
<tr><td colspan="2">결과평가 예정일</td><td colspan="3"></td></tr>
<tr><td rowspan="4">1단계
문제확인</td><td colspan="2">발생일시</td><td colspan="3"></td></tr>
<tr><td colspan="2">발견일시</td><td colspan="3"></td></tr>
<tr><td colspan="2">발생장소</td><td colspan="3"></td></tr>
<tr><td colspan="2">문제요약</td><td colspan="3"></td></tr>
<tr><td rowspan="2">2단계
원인분석</td><td colspan="2">문제개요</td><td colspan="3"></td></tr>
<tr><td colspan="2">process분석
문제발생 단계 확인</td><td colspan="3"></td></tr>
<tr><td rowspan="7">3단계
관련요인
분석</td><td rowspan="2">인적</td><td>개인</td><td colspan="3" rowspan="2"></td></tr>
<tr><td>교육</td></tr>
<tr><td rowspan="5">System</td><td>process</td><td colspan="3" rowspan="5"></td></tr>
<tr><td>장비</td></tr>
<tr><td>환경</td></tr>
<tr><td>의사소통</td></tr>
<tr><td>기타</td></tr>
<tr><td rowspan="3">4단계
개선활동</td><td colspan="2">인적자원</td><td colspan="3"></td></tr>
<tr><td colspan="2">System</td><td colspan="3"></td></tr>
<tr><td colspan="2">기타</td><td colspan="3"></td></tr>
<tr><td>5단계
결과평가</td><td colspan="2">개선활동 점검 및 모니터링</td><td></td><td>효과측정 방법</td><td></td></tr>
</table>

3. 위해사건과 근접오류

가. 위해사건과 근접오류는 매월 유형분석을 하고, 필요시 그에 따른 개선활동을 수행한다.

나. 위해사건과 근접오류는 해당부서 주도 하에 원인분석 및 개선활동을 시행하고, 필요시 근본원인분석(R.C.A.)을 시행할 수 있다.

다. 근접오류는 보고 활성화를 위해서 무기명으로 보고한다.

4. 분석결과에 따라 우선순위를 정하여 개선활동을 수행한다.

가. 환자안전사건 유형분석 결과 및 적신호사건, 근본원인분석 결과에 따라 우선순위를 정하여 개선활동을 수행한다.

나. 환자안전사건 유형분석 결과, 환자안전사건 보고 분석레벨에 따른 분석결과, 적신호사건의 근본원인분석 결과에 따라 환자안전 전담자가 해당 부서와 개선 가능성, 위험성 등을 고려하여 개선활동의 우선순위를 정한다.

5. 환자안전사건 분석결과 경영진 보고 및 관련 직원 공유

가. 매월 환자안전사건을 유형별로 분석하고, 그 결과를 병원장에게 보고하고 결재를 득한다.

나. 환자안전사건의 분석결과를 질향상위원회, 환자안전위원회를 통하여 분기별, 반기별로 보고하고, 병원장에게 보고 후 결재를 득한다.

다. 보고된 환자안전사건에 대한 결과는 관련 직원과 공유한다.

라. 모니터링 결과나 개선활동은 위원회, 원내게시판 등 다양한 방법으로 직원들과 공유한다.

마. 국가에서 발령하는 환자안전 주의경보 및 의료기관 차원에서 선정한 환자안전 주의경보를 원내게시판 등에 게시하여 관련 직원과 공유한다.

● 월별 환자안전사건 보고서 작성

• 매월 환자안전사건 보고서를 작성하여 경영진에게 보고하고 분기별 환자안전위원회, 질향상위원회에 보고한다.

• 대부분 의료기관에서 낙상사고와 투약오류가 빈번히 발생되고 있어 두 종류의 안전사고에 대해서는 상세하게 분석한다.

1. 환자안전 보고 현황

구분	적신호	위해사건유해)	위해사건(무해)	근접오류	합계
건수					
비율(%)	0.0	38.5	7.7	53.8	100.0

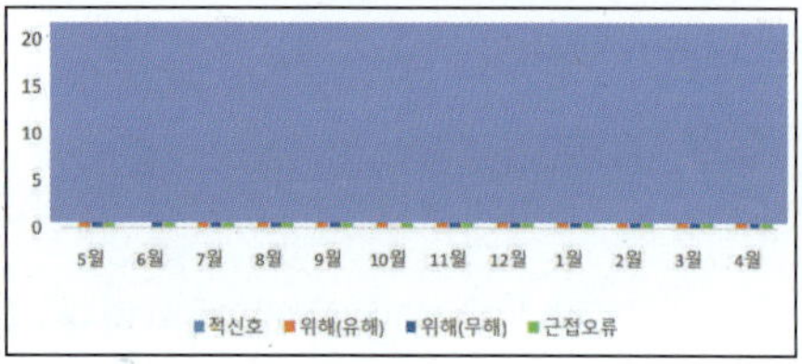

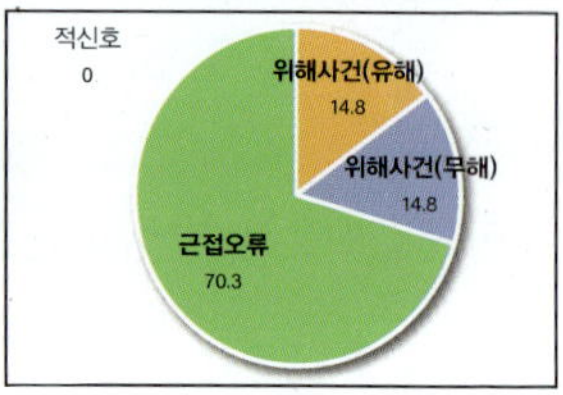

2. 위해사건 유형별 현황

위해사건 유형	건수	비율(%)
낙상		50.0
투약		50.0
시술/수술		0.0
자해/자살		0.0
수혈		0.0
의료기기/환경/시설		0.0
검체검사		0.0
영상검사		0.0
기타(배식)		12.5
전체		100.0

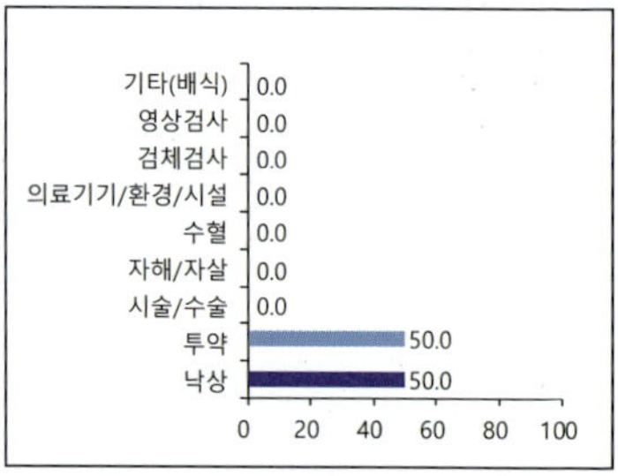

가. 낙상

1) 낙상 위해정도

구분		건수	비율(%)
Level 1	손상없음		0.0
Level 2	모니터링		0.0
Level 3	일시적손상 치료, 중재필요		66.7
Level 4	입원이나 재원기간 연장		33.3
Level 5	영구적 손상		0.0
Level 6	사망		0.0
전체			100.0

2) 낙상 형태

구분	건수	비율(%)
넘어짐		66.7
미끄러짐		0.0
떨어짐		33.3
주저앉음		0.0
전체		100.0

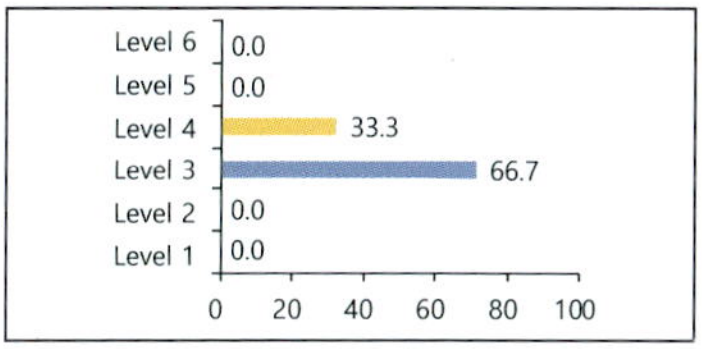

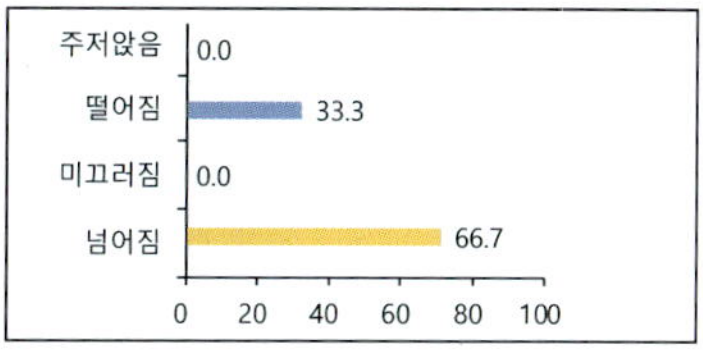

3) 낙상 장소

구분	건수	비율(%)
침대		33.3
복도		0.0
화장실		33.3
병실		0.0
의자		33.3
샤워실		
이송카		0.0
휠체어		0.0
기타		0.0
전체		100.0

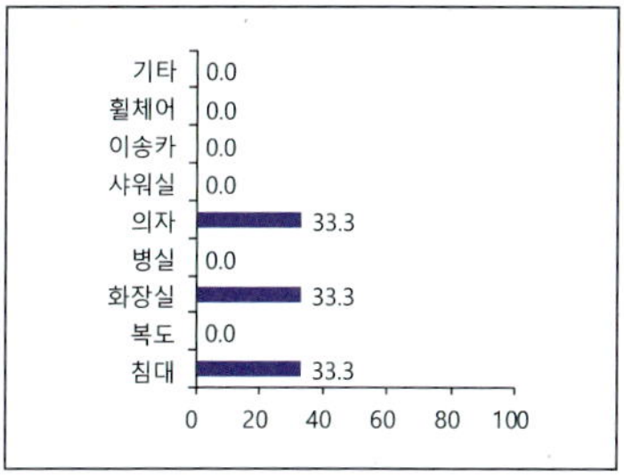

4) 낙상 관련 요인: 중복표기

구분	건수	비율(%)
신체적 요인		33.3
약물 관련		33.7
혼자서 화장실 이동		0.0
혼자서 운동 위해 이동		0.0
보조기구 사용 관련		0.0
기타		0.0
전체		100.0

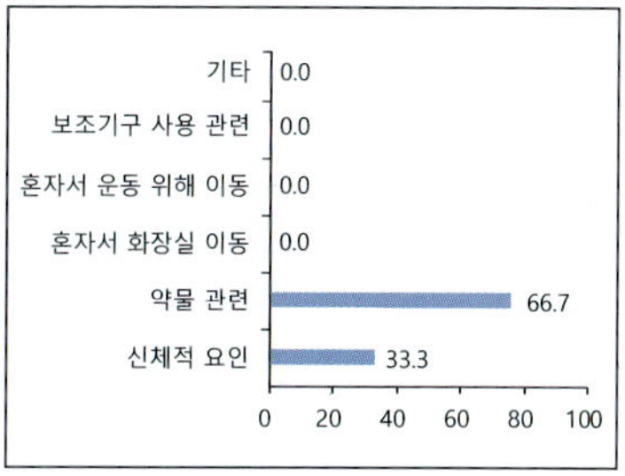

5) 낙상 전 환자상태

구분		건수	비율(%)
연령	0 ~ 7세		33.3
	8 ~ 17세		0.0
	18 ~ 65세		33.3
	66 ~ 79세		33.3
	80세 이상		0.0
낙상위험군	예		66.7
	아니오		33.3

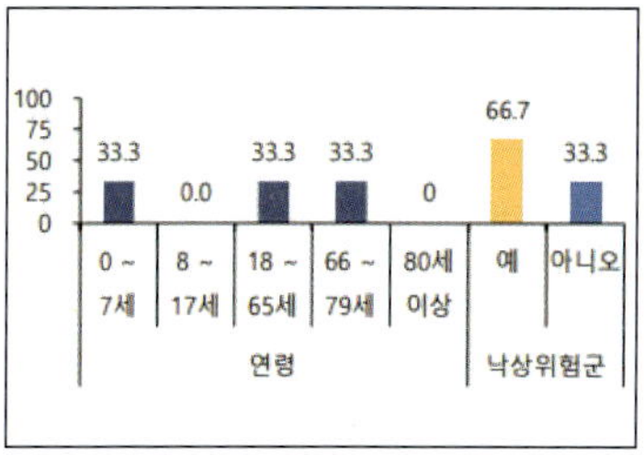

6) 낙상 전 환경

구분		건수	비율(%)
수액유무	유		10.0
	무		0.0
보호자상주	예		10.0
	아니오		0.0
침대보조난간 (침대관련 낙상사건)	올려져 있음		100
	내려져 있음		0.0

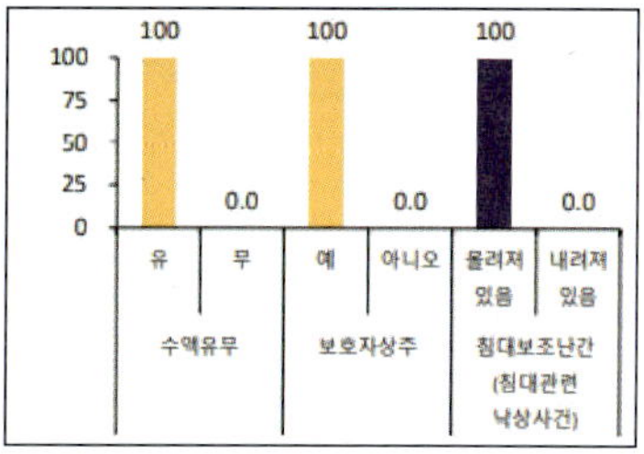

7) 낙상 후 추가치료 여부: 중복 표기

구분	건수	비율(%)
추가치료 없음		25.0
검사		50.0
투약		0.0
dressing		0.0
splint, 보조기		0.0
봉합		0.0
수술		0.0
ICU 치료		0.0
전원		25.0
전체		100.0

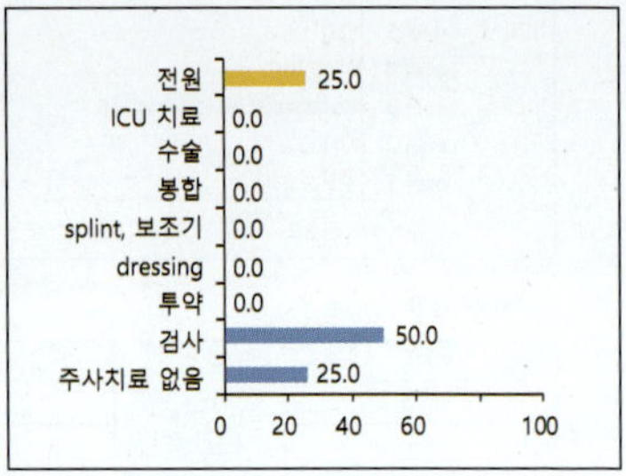

나. 투약

1) 투약 위해정도

구분		건수	비율(%)
Level 1	손상없음		0.0
Level 2	모니터링		33.3
Level 3	일시적손상 치료, 중재필요		66.7
Level 4	입원이나 재원기간 연장		0.0
Level 5	영구적 손상		0.0
Level 6	사망		0.0
전체			100.0

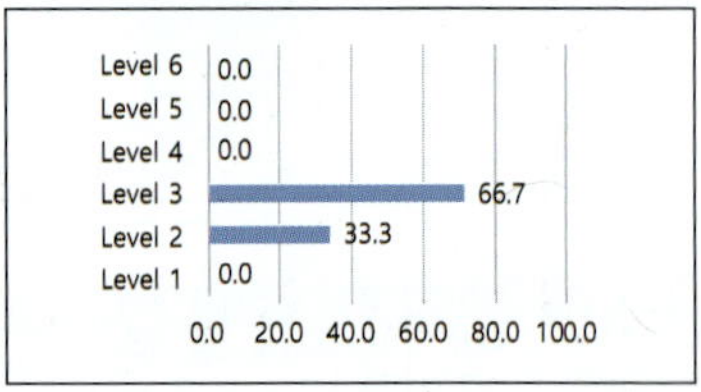

2) 투약 오류 유형

구분	건수	비율(%)
조제		33.3
처방		0.0
배송		0.0
투여		66.7
기타		0.0
전체		100.0

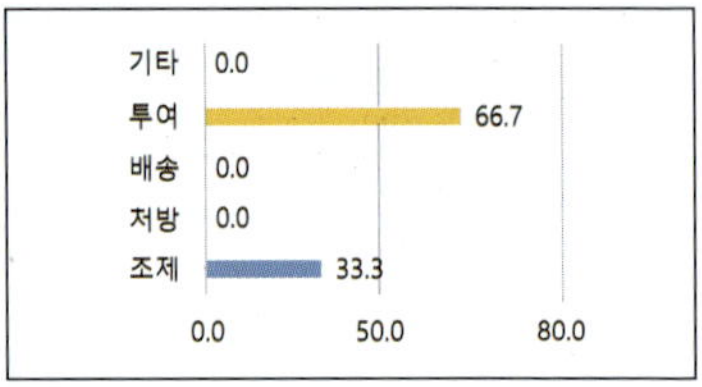

3. 근접오류 유형별 현황

근접오류 유형	건수	비율(%)
낙상		0.0
투약		71.4
시술/수술		0.0
자해/자살		0.0
수혈		0.0
의료기기/환경/시설		0.0
검체검사		0.0
영상검사		0.0
기타		28.6
전체		100.0

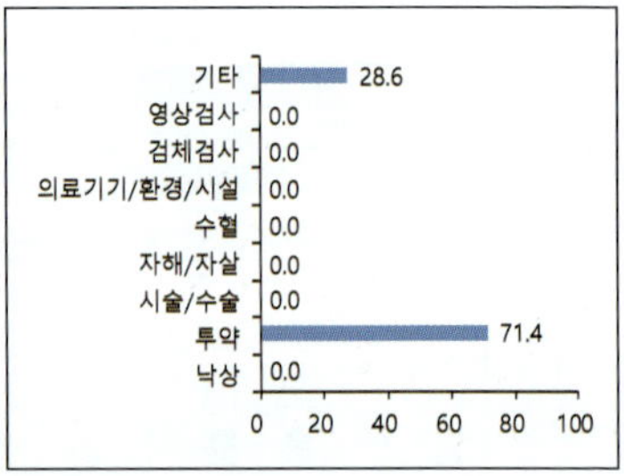

● 환자안전기준 점검 시행

- 환자안전법 제9조에 따라 보건복지부장관은 대통령령으로 정하는 바에 따라 보건의료기관의 시설 · 장비 · 관리체계, 보건의료인의 환자안전을 위한 준수 사항 등 환자안전에 관한 기준(이하 이 조에서 "환자안전기준"이라 한다)을 정하고, 보건의료기관의 장과 보건의료인은 환자안전 활동 시 환자안전기준을 준수하도록 하고 있다.

- 이에 따라 매년 초에 병원 전구역을 대상으로 환자안전기준 점검 일정을 작성하여 경영진에 보고 하고 해당부서에 정보 공유한다.

- 환자안전기준 점검은 별도의 양식을 이용하여 부서에서 매월 초에 자체 점검하고, 의료질관리팀에서는 점검 일정에 따라 현장을 방문하여 점검하고 그 결과를 경영진에게 보고한다.

"생 명 존 중 환 자 사 랑"

OO OO 병 원

수신자 **수신자참조**
(경유)
제 목 **2022년 환자안전기준 점검 시행**

1. 환자안전법 제9조와 시행규칙 제4조 환자안전기준과 의료기관 인증기준을 준수하고 모니터링함으로 환자안전보장과 의료질향상을 도모하고자 환자안전기준 점검을 시행하오니 적극 협조하여 주시기 바랍니다.
2. 부서장(간호부는 수간호사, 책임간호사, 관리간호사)은 환자안전기준 점검표를 근거로 점검하여 주시기 바랍니다. 환자안전기준 점검표는 공통사항과 부서점검사항을 포함하여 작성하고, 점검 후 점검표는 1년간 보관하여 주시기 바랍니다.
   가. 시행일자 : 매월 셋째주
      1) 부서 자체점검 : 매월 초
      2) 의료질관리팀 점검 : 점검 일정에 따라 시행 (※ 부서 사정에 따라 시간 조정 가능)
   나. 소요시간 : 60분 내외
   다. 점검시행자 : 각 부서장(간호부는 수간호사, 책임간호사, 관리간호사), 환자안전 전담자
      필요시 관련부서(감염관리실, 시설팀) 참여
   라. 점검내용 : 환자안전기준 점검표(공통, 부서내용)
   ※ 환자안전기준 점검표 내려받기
      그룹웨어 → 게시판→ 대구동산병원 문서관리 → 양식 및 서식 → QI → 환자안전기준 점검표
   마. 부서 점검 사항
      환자확인, 환자안전보고, 낙상, 화재안전(소화기, 비상대피로, 업무파악), 시설장비(전기, 의료가스(산소)), 의료기기, 의료폐기물 관리, 위험물(유해화학물질), 의약품 관리, 보안, 감염, 욕창, 수술/시술관리, 혈액관리, 병문안 관리 등
   바. 점검 시행 후 개선활동
      1) 점검 전 점검 부서에 공지
      2) 점검결과 피드백(결과 공지 및 개선결과 제출)

붙임 1. 환자안전기준 점검표 1부.
   2. 2022년 환자안전기준 점검 일정 1부. 끝.

"생 명 존 중 환 자 사 랑"

OO OO 병 원

수신자　내부결재

(경유)

제 목　2022년 5월 환자안전기준 점검 결과 보고

1. 2022년 환자안전관리 활동 관련입니다.
2. 목적
   환자안전법 제9조와 시행규칙 제4조 환자안전기준과 의료기관 인증기준을 준수하고 모니터링함으로써 안전보장과 질향상을 도모하고자 합니다.
3. 점검개요
   가. 시행일자: 2022.05.02.~05.17.
      1) 부서 자체점검: 매월 초
      2) 의료질관리팀 점검: 점검 일정에 따라 시행
   나. 장소: 인공신장실, 소화기내시경실, 건강증진실, 응급실, 수술실(마취회복실, 중앙공급실), 중환자실, 영상의학기술지원파트
   다. 소요시간: 60분 내외
   라. 점검시행자: 각 부서장(간호부는 수간호사, 책임간호사, 관리간호사), 환자안전 전담자, 필요시 관련부서(감염관리실, 시설팀) 참여
   마. 부서 점검 사항: 환자확인, 환자안전보고, 낙상, 화재안전(소화기, 비상대피로, 업무파악), 시설장비(전기, 의료가스(산소)), 의료기기, 의료폐기물 관리, 위험물(유해화학물질), 의약품 관리, 보안, 감염, 욕창, 수술/시술관리, 혈액관리, 병문안 관리 등
4. 2022년 5월 환자안전기준 점검 결과를 다음과 같이 보고합니다.

붙임　2022년 5월 환자안전기준 점검 결과 보고 1부.　끝.

[2022년 5월 환자안전기준 점검 결과 보고]

점검월	점검부서	문제점	개선	관련부서
2022년 5월		1. 의료폐기물박스 관리 미흡 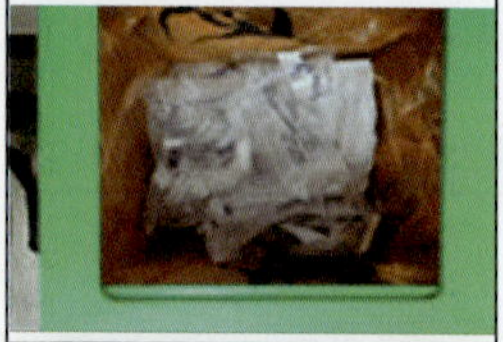 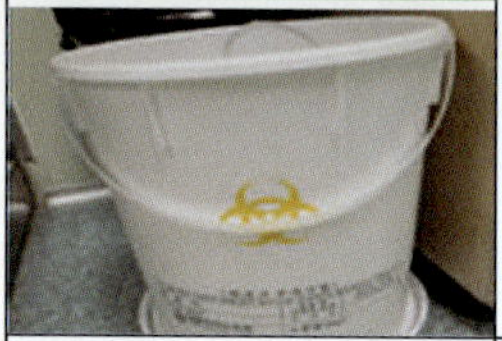	• 의료폐기물박스에 일반쓰레기 버림 → 일반쓰레기등을 적출물 박스 옆에 비치 • 의료폐기물등 병원명, 부서 사용일시 미기재 → 즉시기재 • 직원교육 요청	해당 부서, 시설팀
		2. 유효기간 지난 알코올등, 의약품 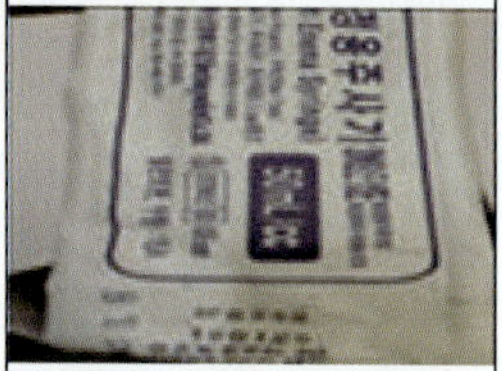 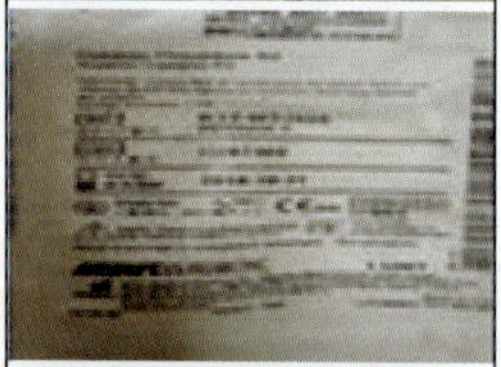 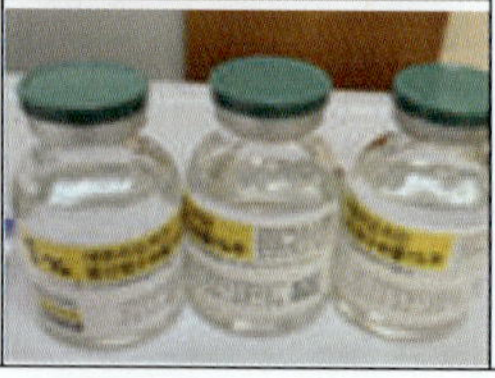	즉시 폐기 및 교체	해당부서

점검월	점검부서	문제점	개선	관련부서
2022년 5월		7. 의료기기 관리 미흡 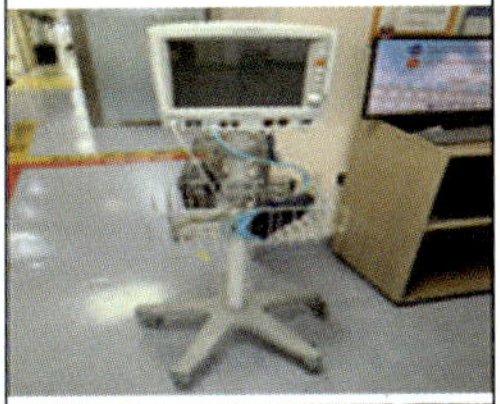 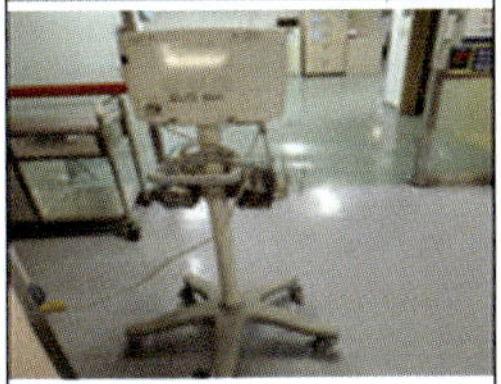	새로 입고 된 의료기기에 예방점검 누락되어 예방점검 실시하도록 요청 함	해당 부서, 시설팀 (의공)
		8. 의료용 윤활제 유효기간 미기재 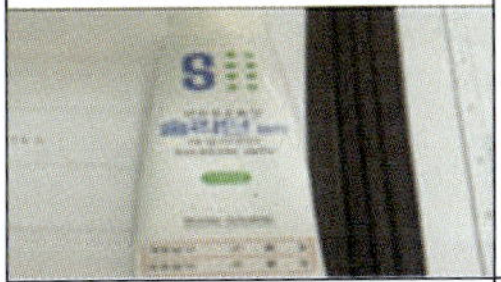	즉시 폐기 및 개봉시 유효기간 기재 설명(한달)	해당부서
		9. 청소도구(밀대) 구분 미흡 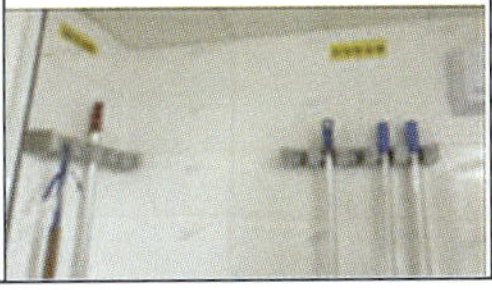	일반용, 격리용, 화장실용으로 구분하여 관리하도록 요청함	해당 부서, 시설팀 (미화)

[ ] 환자안전기준 점검표	
* 점 검 일 : 20 년 월 1일 ~ 월 10일	* 점검결과 : 해당 부분에 '正' 자로 표기
* 점 검 자 : (서명)	* 확 인 자 : (서명)

구분	항목	점검사항	N	미해당	비고
환자 안전	환자확인	환자참여(개방형 질문)			
		2가지 환자정보로 확인 (환자이름, 등록번호 또는 생년월일)			
		환자인식표(손목명찰 또는 발목명찰) 확인			
	환자안전 보고	환자안전 보고 방법 숙지			
		환자안전사고 정의(적신호, 위해, 근접) 및 보고기간 숙지			
낙상	낙상	낙상예방 안내문 게시 (부서 특성에 맞는 안내문)			
		미끄럼주의 안내판 보관장소 직원 숙지			
		정보 공유 (고위험환자스티커, '낙상주의' 팻말 부착)			
		환자(보호자)에게 교육자료 설명 및 제공 (일반용/고위험용)			
		바닥에 미끄러운 용액이나 물이 있는지 점검			
		환자 주변의 위험요인 확인 (전선, 부착물관리 등)			
		침상난간 올리고 침대바퀴 고정 (휠체어, Stretcher Cart 등)			
		낙상위험평가(초기평가, 재평가) 의무기록 확인			
화재 안전	소화기	소화기/소화전 위치 및 상태 확인			
		소화기/소화전 사용법 숙지			
	비상 대피로	비상대피로 확보 유무			
		비상조명등 및 유도등 확인			
		휴대용 조명등 확인			

<table>
<tr><th>구분</th><th>항목</th><th>점검사항</th><th>N</th><th>미해당</th><th>비고</th></tr>
<tr><td rowspan="2"></td><td rowspan="2">업무파악</td><td>환자대피유형별 명단 출력 및 파악(Duty당)
(A:중환자, B:도움으로 이동이 가능한 자, C:독립보행)</td><td></td><td></td><td></td></tr>
<tr><td>화재 업무 분담 숙지</td><td></td><td></td><td></td></tr>
<tr><td rowspan="2">시설
장비</td><td>전기</td><td>불안전한 전기코드 사용 여부</td><td></td><td></td><td></td></tr>
<tr><td>의료가스
(산소)</td><td>Potable 산소량 체크 및 보관상태 확인, 안내 설명문 부착</td><td></td><td></td><td></td></tr>
<tr><td rowspan="4">의료
기기</td><td rowspan="4">의료기기
점검</td><td>의료기기 충전여부(ON/OFF작동)</td><td></td><td></td><td></td></tr>
<tr><td>의료기기 안전점검필증 부착
(중위험:노란색 / 고위험:붉은색)</td><td></td><td></td><td></td></tr>
<tr><td>일상점검표 확인
(고위험, 제세동기:매일 / 중위험:매월)</td><td></td><td></td><td></td></tr>
<tr><td>일상점검 방법 숙지</td><td></td><td></td><td></td></tr>
<tr><td rowspan="2">의료
폐기물</td><td rowspan="2">의료
폐기물
관리</td><td>의료폐기물 박스 표지 확인
(병원명, 부서, 사용 개시일 기재)</td><td></td><td></td><td></td></tr>
<tr><td>투약 준비대의 Needle box 관리
(피 묻은 needle 투입 여부), 뚜껑 비치</td><td></td><td></td><td></td></tr>
<tr><td rowspan="4">위험물</td><td rowspan="4">유해
화학물질
(취급
부서만)</td><td>유해화학물질 목록 비치
물질안전보건자료(MSDS) 비치</td><td></td><td></td><td></td></tr>
<tr><td>경고표지 부착(원 용기, 소분용기)</td><td></td><td></td><td></td></tr>
<tr><td>개인보호구착용 지시 표지판 부착</td><td></td><td></td><td></td></tr>
<tr><td>유해화학물질 보관, 관리
(안전한 장소, 보관장소 숙지)</td><td></td><td></td><td></td></tr>
<tr><td rowspan="7">의약품</td><td>비치
의약품</td><td>비치의약품 수량 일치 여부 확인
(매일 또는 교대근무 시)</td><td></td><td></td><td></td></tr>
<tr><td rowspan="2">투약</td><td>5R(환자명, 약품명, 투여경로, 용량, 투여시간) 준수</td><td></td><td></td><td></td></tr>
<tr><td>투약 시 모든 약물에 라벨 부착</td><td></td><td></td><td></td></tr>
<tr><td rowspan="2">필요시
처방(prn)</td><td>처방 발생 시 명확한 실시기준 확인</td><td></td><td></td><td></td></tr>
<tr><td>PRN 처방목록 확인 방법 숙지</td><td></td><td></td><td></td></tr>
<tr><td rowspan="2">구두처방</td><td>구두처방 발생 시 확인 절차(3단계) 숙지</td><td></td><td></td><td></td></tr>
<tr><td>구두/전화처방 기록지 비치</td><td></td><td></td><td></td></tr>
</table>

구분	항목	점검사항	N	미해당	비고
	고위험 의약품	"고위험의약품" 표시 확인			
		"반드시 희석 후 사용" 경고문 부착 (Nacl, Kcl)			
		지정된 장소에 분리보관			
	고주의약품	보관 장소에 유사이름, 유사모양 표시			
		냉장고에 목록 부착			
	차광약품	차광하여 차광된 장소에 보관			
	마약 (주사/경구/패치)	이중 잠금장치가 있는 철제금고, 잘 보이지 않는 장소에 보관			
	향정의약품	잠금장치가 설치된 잘 보이지 않는 장소에 보관			
	냉장보관 약품	냉장고 온도(2~8℃) 유지 및 점검표 확인			
	지참약	'지참약' 표기하여 라벨링 후 지정된 장소에 보관			
	응급의약품	응급카트 봉인여부 확인			
		사용 후 의약품 보충, 목록의 수량일치 확인			
보안	개인정보 보호	비밀번호 공유 금지			
		개인정보가 기록된 출력물은 파쇄기에 파쇄			
		컴퓨터 로그오프, 화면보호기 설정			
감염	손위생	손 위생이 필요한 시점 준수			
		손 위생 수행 방법 준수			
		손 위생 수행률 및 성과에 대한 확인 방법			
욕창	욕창	욕창 위험군 및 욕창발생환자에게 욕창스티커부착			
		욕창 위험군에게 Air-mattress 적용			
		욕창 위험군에게 교육자료 설명 및 제공			
		2시간 마다 체위변경, 등간호 및 피부상태 관찰 의무기록 확인			
		욕창 발생 시 의무기록 확인 (욕창단계평가 결과에 따른 예방관리활동 수행)			
		인수인계 시 정보 공유			
		욕창위험평가(초기평가, 재평가) 의무기록 확인			

구분	항목	점검사항	N	미해당	비고
시술 수술	표지	표지 대상자의 표지 시행 여부 확인			
		표지방법(환자 참여하에 절개부위 또는 주변에 "ㅇ" 표시) 숙지			
		수/시술 체크리스트 의무기록 확인			
혈액 관리	수혈	수령 후 30분 이내 수혈 여부 확인			
		혈액 정보 확인: 2인의 의료인이 확인			
		수혈 직전 환자확인: 환자 앞에서 2인의 의료인이 확인			
		수혈 의무기록 확인 (부작용여부 관찰&기록,성분별로 정해진 시간 내 수혈)			
병문안	병문안객 기록지	환자별 '병문안객 기록지' 비치			
		'병문안객 기록지' 작성 내용 확인			
		퇴원일로부터 30일까지 보관 후 파기			

※ 점검시기 : 매월 초(1~10일 사이) 점검

※ 점 검 자 : 해당 병동의 수간호사, 담당자

※ 확 인 자 : 해당 병동의 팀장, 부서장

※ 점검 시 항목당 표본 수 : 5개 ('正' 자로 표기)

※ 점검 결과 : N(아니오)일 경우 비고란에 사유 기록

※ 점검 결과 : 미해당일 경우 미해당란에 '√'로 기록

※ 보관 기간 : 1년

● 환자안전 주의경보 발령

- 환자안전법 제16조에 따라 환자안전사고 주의 경보(Patient Safety Alert)는 의료기관 등으로부터 자율보고를 통해 수집된 환자안전사고를 분석해 환자안전에 새로운 위험요인이 확인되거나 중대한 위해를 미칠 우려가 있는 사고 등을 선별, 환자안전 위험 정보를 사전에 제공함으로써 유사 사고 발생을 예방하는 데 그 목적이 있다.

- 환자안전 주의경보에는 주의 경보의 대상이 되는 환자안전사고의 구체적 사례, 예상되는 위해의 유형 및 정도, 사고 위험요인, 재발방지대책 등이 포함되며, 주의 경보 발령 이후 추가적 환자안전사고의 재발 여부 등에 대한 모니터링을 강화해 동일한 환자안전사고의 추가적 발생을 사전에 예방할 수 있도록 하는 것이다.

- 환자안전 주의경보가 발령되면 공문을 접수하여 경영진에 보고하고 그룹웨어를 통해 전 직원과 정보를 공유한다.

환자안전법 제16조 [환자안전사고 보고.학습시스템등] 보건복지부장관은 환자안전을 위하여 제14조에 따라 보고된 환자안전사고에 관한 정보와 제15조 및 제15조의2에 따라 수집한 자료의 조사 · 연구와 그 공유에 필요한 환자안전사고 보고 · 학습시스템(이하 이 조에서 "보고학습시스템"이라 한다)을 구축하여 운영하여야 한다. 〈개정 2020. 1. 29.〉

보건복지부장관은 환자안전사고가 새로운 유형이거나 환자안전에 중대한 위해가 발생할 우려가 있는 등 보건복지부령으로 정하는 사유가 발생한 경우에는 주의 경보를 보건의료기관에 발령해야 하며, 필요한 경우 보건의료기관에 개선 또는 시정을 권고할 수 있다. 〈개정 2020. 1. 29.〉

게시자		부 서	의료질관리팀
직 책		회사전화	
게시일	2023-05-04 16:11	게시 종료일	영구게시
제 목	[환자안전 주의경보 발령] 환자의 약물 알레르기 정보 반드시 확인		

1. 환자안전법 제14조 환자안전사고의 자율보고 및 제16조 환자안전사고보고 학습시스템에 근거하여, 의료기관평가인증원은 환자안전보고학습시스템(www.kops.or.kr)을 통해 환자안전 주의경보 발령 및 환자안전 관련정보를 안내하고 있습니다.

2. 이에 동일한 사고의 발생을 예방하고 추후 사고의 예방대책을 공유하기 위해 **[환자안전 주의경보지] 환자의 약물 알레르기 정보 반드시 확인** 을 공지하오니, 업무에 참고해 주시기 바랍니다.

3. 유사사례 발생 시 본원 환자안전 보고절차 에 따라 **[menu] - [SAFE] - [환자안전사고보고시스템] - [환자안전사고 보고]** 로 보고하여 주시기 바랍니다.

붙임 [환자안전 주의경보지] 환자의 약물 알레르기 정보 반드시 확인 1부. 끝.

OO OO**병원장**

● 의료기관차원의 환자안전 주의경보

유사한 유형의 환자안전사고 재발방지를 위해 의료기관차원의 환자안전 주의경보를 발령하고 그룹웨어(원내 메일)을 통해 전 직원과 정보를 공유한다.

"생 명 존 중 환 자 사 랑"

OO OO 병 원

수신자 **내부결재**

(경유)

제 목 **2022년 KUDDH 환자안전 주의경보(투약 오류 발생)**

1. 환자안전법 제16조 환자안전사고 보고·학습시스템, 3주기 의료기관 인증기준 (7장 질 향상과 환자안전 활동/ 7.3 ME 8 의료기관 차원의 환자안전 주의경보 발령 시 관련직원 공유)에 근거하여 의료기관 차원의 환자안전 주의경보를 발령합니다.

2. KUDDH 환자안전 주의경보는 환자안전 보고·학습시스템의 환자안전 주의 경보를 근거로 본원에서 발생가능한 환자안전에 중대한 위해가 발생할 우려가 있는 경우에 발령됩니다.

3. 유사한 유형의 환자안전사고 재발방지를 위해 KUDDH 환자안전 주의경보를 발령하오니 예방활동을 수행하여 주시기 바랍니다. 또한 유사사례 발생시 본원 환자안전 보고절차에 따라 [HIS] - [menu] - [환자안전사고보고시스템] - [환자안전사고보고]로 보고하여 주시기 바랍니다.

가. 2022년 KUDDH 환자안전 주의경보(PSA_202201): 투약 오류 발생

나. 관련직원 공유

1) 그룹웨어 - OO OO병원 게시판

2) 그룹웨어 - OO OO병원 문서관리 - 직원 공유 - 환자안전

붙임 2022년 KUDDH 환자안전 주의경보(투약 오류 발생) 1부. 끝.

KUDDH **·환자안전주의경보·**

DSMC PSA_202201 발령일 : 2022-8-11

투 약 오 류 발 생

KOPS 최근사례

- 후두염 증상으로 자택에서 분무요법 하던 중 호흡곤란 심해져 응급실 통해 입원

  원활한 호흡을 위해 흡입용으로 처방된 에피네프린(Epinephrine) 5mg 을 정맥으로 주사(IV)하여 과용량 투여됨

  이후 호흡곤란, 청색증 보여 중환자실에서 집중치료 중 사망함

본원 2022년 사례

KUDDH **·환자안전주의경보·**

DSMC PSA_202201 발령일 : 2022-8-11

투 약 오 류 발 생

개선활동

01 전산 처방 개선

본원 Nebulizer 처방 약물 전산 처방 변경

3% Sodium Chloride soln. 500ml/BT

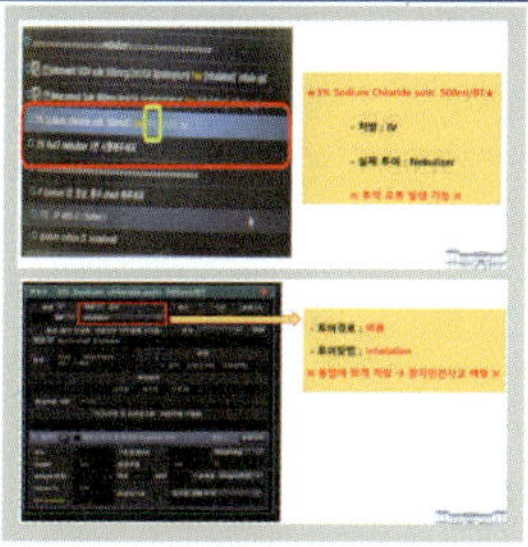

KUDDH **·환자안전주의경보·**

DSMC PSA_202201 발령일 : 2022-8-11

투 약 오 류 발 생

개선활동

02 흡입용 스티커 부착

Nebulizer용 스티커 부착

투약 준비 시 주사기에 스티커 부착

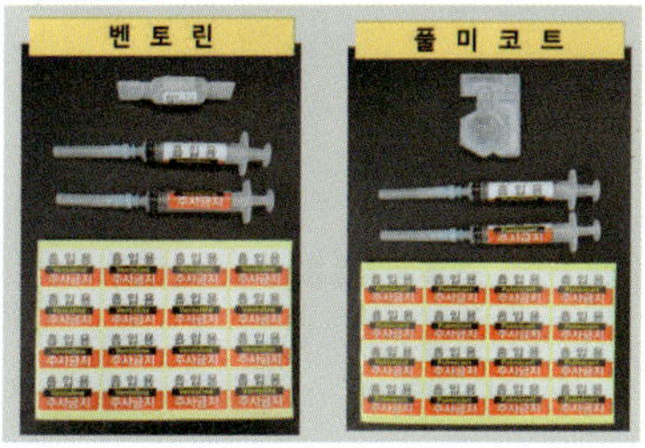

KUDDH **·환자안전주의경보·**

DSMC PSA_202201 발령일 : 2022-8-11

투 약 오 류 발 생

개선활동

03 포스터 게시

환자안전 정보제공지 게시

안전한 투약을 위한 세 가지 약속 포스터

업무용 PC 모니터에 게시하여 투약 오류 예방

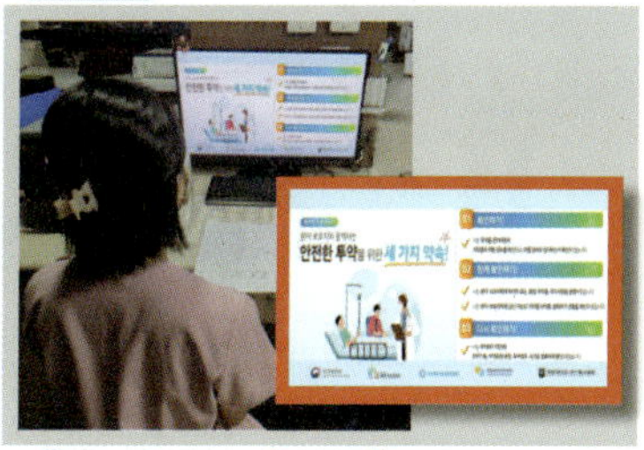

● 환자안전사건 보고 활성화

- 환자안전법 시행규칙 제8조(환자안전위원회의 업무)에 따라 환자안전위원회는 '보건복지부령으로 정하는 환자안전 활동에 필요한 사항'중 제3호 환자안전사고의 보고 활성화에 관한 사항을 심의 의결 할 수 있다.

- 의료기관내 환자안전사건 보고 활성화를 위해 분기별로 환자안전 보고(근접오류) 우수부서를 선정하여 시상 및 포상금을 지급한다. 시상 기준은 해당 분기 환자안전 보고(근접오류)건 수가 최소 5건 이상이며 전분기 대비 환자안전 보고(근접오류)가 증가 또는 유지되는 부서로 정한다.(*의료기관마다 상이할 수 있음)

  시상 내용 및 결과는 전 직원들과 공유할 수 있도록 사내 게시판에 포스터를 제작하여 공지한다.

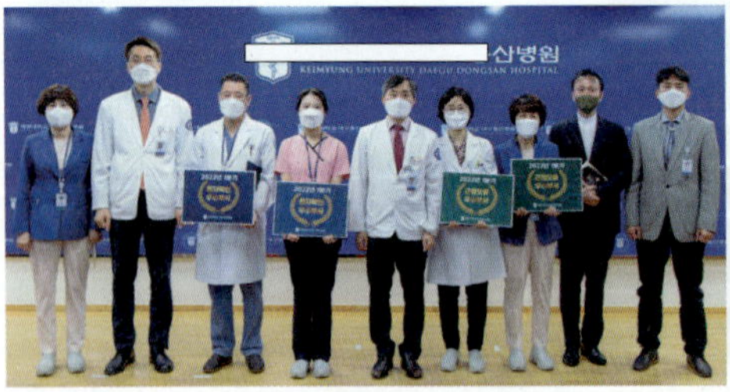
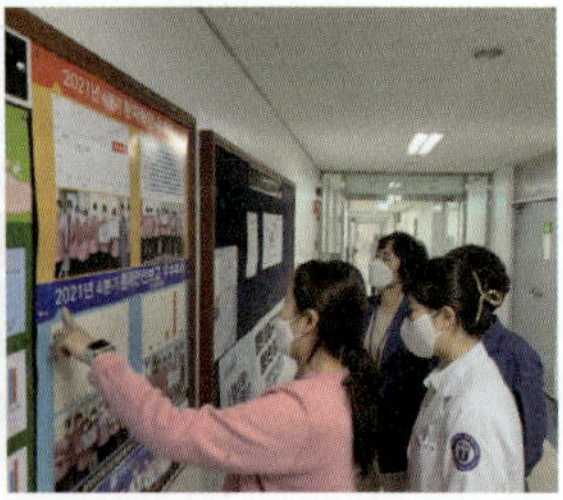

1. 관련 근거

가. 연간 질 향상과 환자안전 활동 사업계획 내 환자안전 관리: 환자안전주간 행사

나. 세계보건기구(World Health Organization, WHO) 9월 17일 세계 환자안전의 날 지정

2. 목적

의료기관인증평가에 필수 영역인 환자안전과 감염관리 활동을 위한 기본 활동이며, 환자안전에 대한 전 직원, 환자 및 보호자가 참여하여 병원의 환자안전 문화 정착에 기여하고자 함

3. 세부 내용

행사기간은 보통 1주일 정도 진행하고, 행사 프로그램은 다음과 같다. (해마다 의료기관 상황을 고려하여 프로그램 선정)

· 경영진과 함께 진행하는 환자안전 캠페인

· 환자안전 관련 4행시 및 포스터 공모

· 환자안전 포토존 운영

· 환자 및 보호자, 직원이 참여하는 환자안전 퀴즈 맞추기

· 부서 환자안전 지킴이 임명장 및 뱃지 수여식

· 경영진 및 부서 환자안전 담당자 교육

[예시]

환자안전주간 행사 결과 보고

1. 행사 내용

가. 환자안전 캠페인

1) 행사 일자: 2022. 10. 04. (화)

2) 행사 장소: 병원 전 구역

3) 세부 내용

가) 참석자: 경영진, 주요 보직자, 의료질관리팀

나) 내용

① 환자안전기준 점검

② 직원 고충 면담

③ 환자안전 3고 캠페인: 낙상예방하GO, 환자확인하GO, 투약오류예방하GO

④ 환자안전 인스타그램 포토존 인증샷 촬영

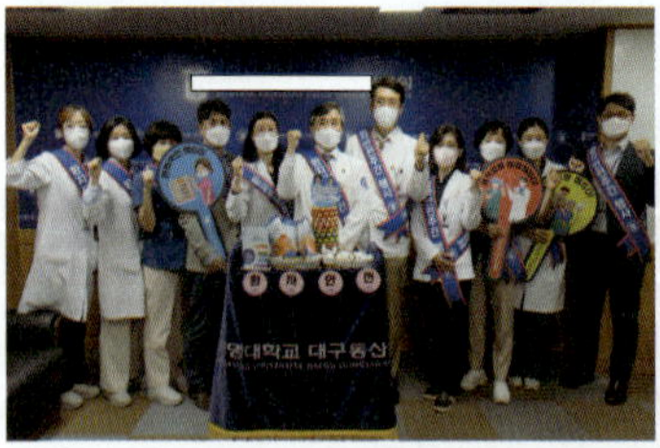

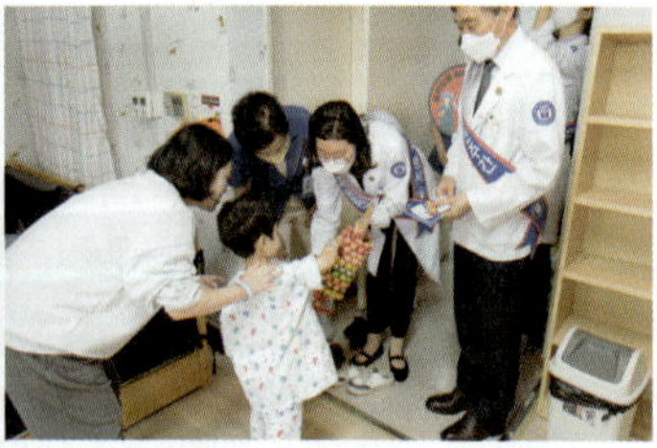

나. 부서 환자안전 담당자 임명장 및 뱃지 수여식, 환자안전 헌장 낭독

1) 행사 일시: 2022. 10. 04. (화) 8시

2) 행사 장소: 3층 마펫홀

3) 참석자: 경영진, 주요 보직자, 각 부서 환자안전 담당자

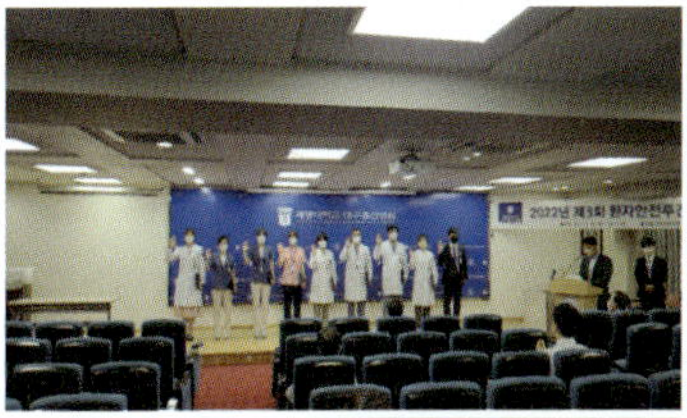

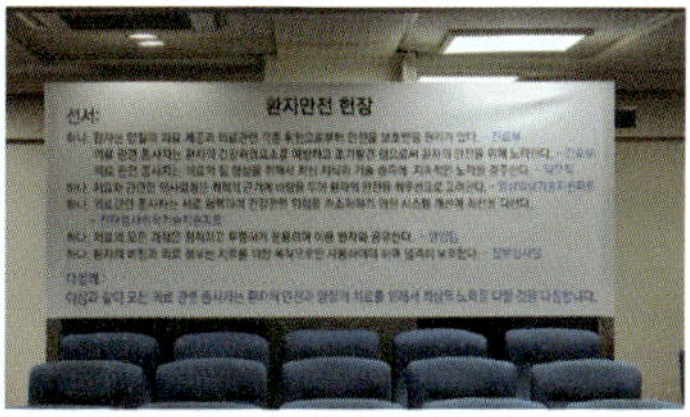

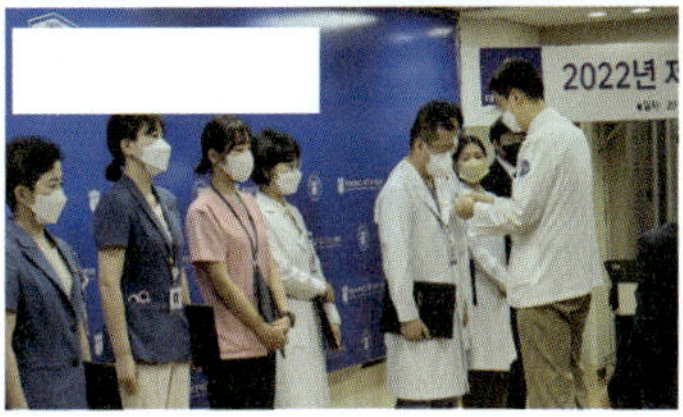

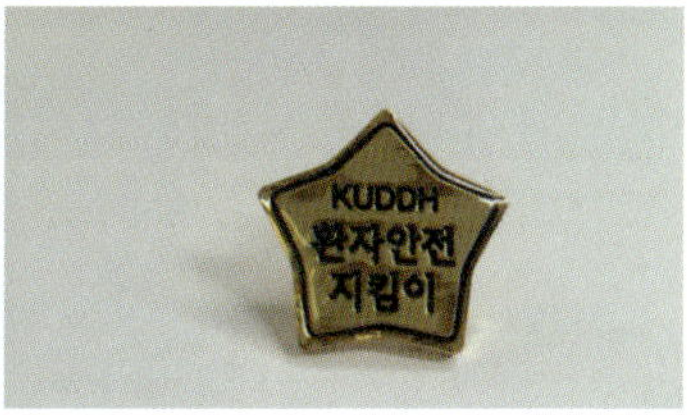

다. 부서 환자안전 담당자 교육

1) 교육 일시: 2022. 09. 27. (화), 15:30 ~ 16:30

2) 교육 장소: 3층 마펫홀

3) 교육 대상: 부서 환자안전 담당자, 환자안전에 관심 있는 교직원

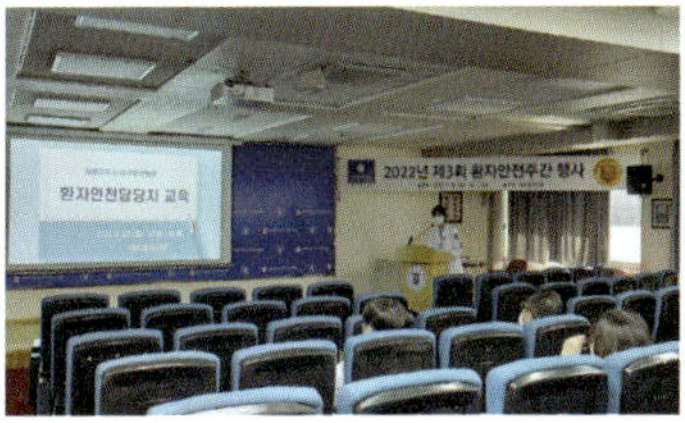

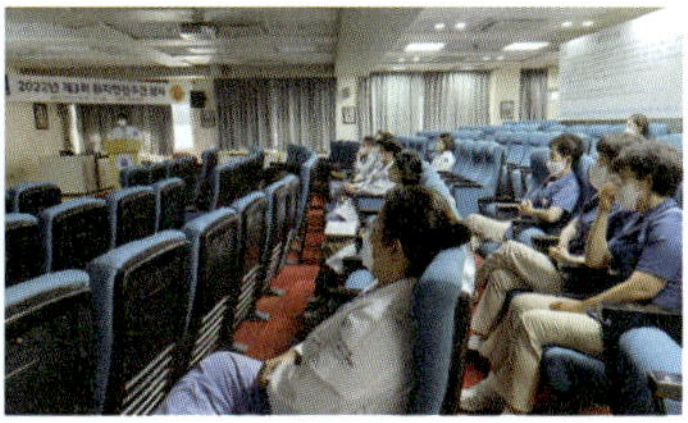

라. 환자안전 관련 4행시 및 포스터 공모전

1) 공모 일자: 2022. 08. 29. (월) ~ 2022. 09. 16. (금)

2) 공모 내용

가) 환자안전 관련 4행시 및 포스터: 환자안전, 낙상예방, 환자확인, 투약확인

① 4행시 접수: 76건

② 포스터 접수: 11건

나) 수상작 선정

구분	4행시(건)	포스터(건)
1차 심사 (의료질관리팀)	14건	11건
2차 심사 (직원 투표)	5건	5건
3차 심사 (경영진)	대상 1, 최우수상 1,우수상 3	대상 1, 최우수상 1, 우수상 3

① 환자안전 관련 4행시

4행시	최종심사
낙 상하면 **상** 처 생기고 내 맘도 아파요 **예** 쁜 얼굴 다치지 않게 침대난간 올리고 **방** 긋방긋 웃으며 퇴원합시다 !	**대상** (블루포트: 10만원 상품권)

낙 상은 예고 없습니다. **상** 시로 일어날 수 있습니다. **예** 방이 최고입니다. **방** 심은 금물입니다.	**최우수상** (블루포트: 5만원 상품권)
환 자안전을 최우선으로 생각하는 병원 ! **자** 신있게 추천해 드리고 싶은 병원 ! **안** 심되고 환자만족을 실현하는 병원 ~ **전** 00병원만 다녀요 ~	**우수상** (블루포트: 3만원 상품권)
환 자안전을 최우선으로 생각하고 **자** 신의 가족처럼 돌보며 **안** 심하고 진료 받을 수 있는 이곳은 **전** 직원이 항상 노력하는 00병원입니다.	**우수상** (블루포트: 3만원 상품권)
환 자안전을 위해 무엇을 하고 있나요 ? **자** ! 작은 것부터 실천해 봅시다. **안** 전한 환경조성, 정확한 환자확인, 정확한 투약 **전** 직원의 작은 실천으로 환자가 안전한 00병원을 만들어 갑시다.	**우수상** (블루포트: 3만원 상품권)

다) 수상작 전시

① 기간: 2022. 10. 04. (화) ~ 2022. 10. 07. (금)

② 장소: 1층 원무과 앞 로비

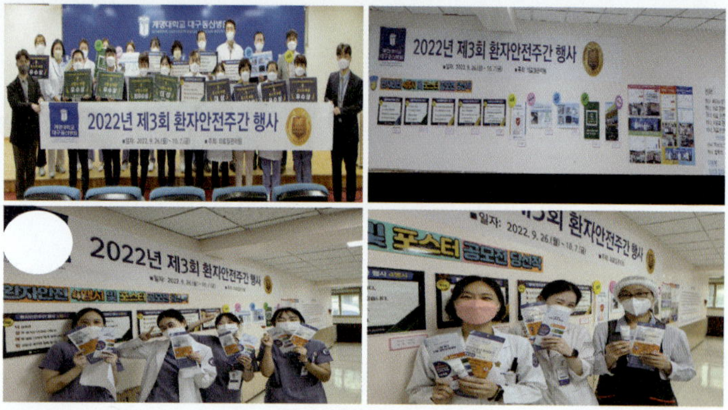

마. 환자 및 보호자가 참여하는 환자안전 퀴즈 맞추기

1) 기간: 2022. 10. 04. (화) ~ 2022. 10. 07. (금)

2) 장소: 1층 원무과 앞 로비

3) 사은품: 마스크, 핸드크림, 막대사탕, 환자안전 리플렛

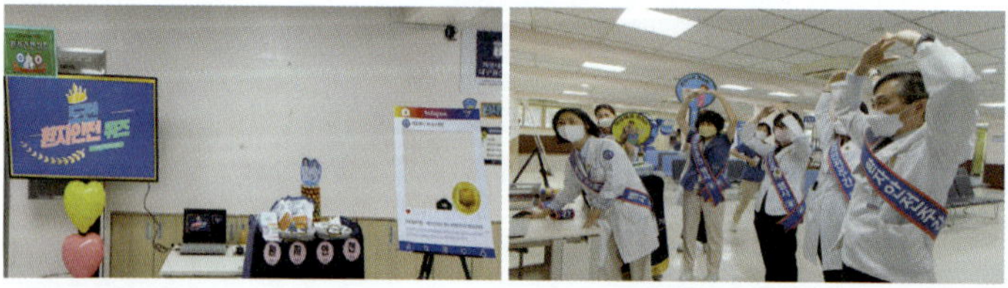

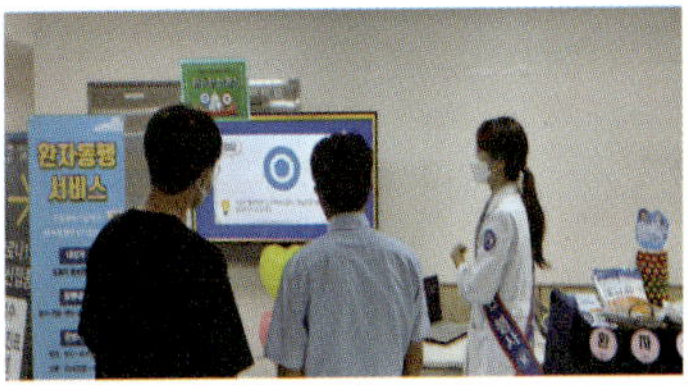

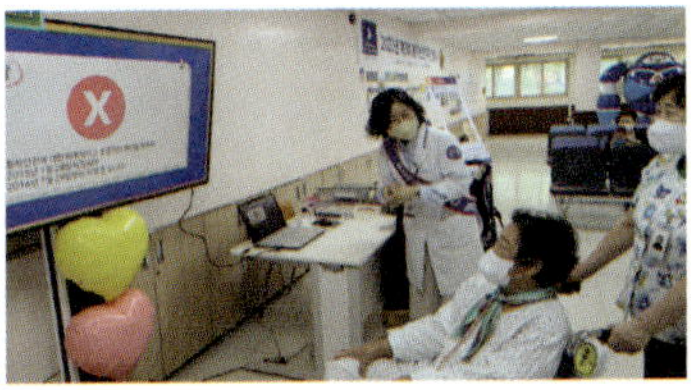

바. 환자안전 포토존 운영

1) 기간: 2022. 10. 04. (화) ~ 2022. 10. 07. (금)

2) 장소: 1층 원무과 로비

3) 내용: 직원, 환자 및 보호자를 대상으로 환자안전 포토존을 운영하여 환자안전에 대해 관심을 유도하며 중요성을 인식시키고자 함

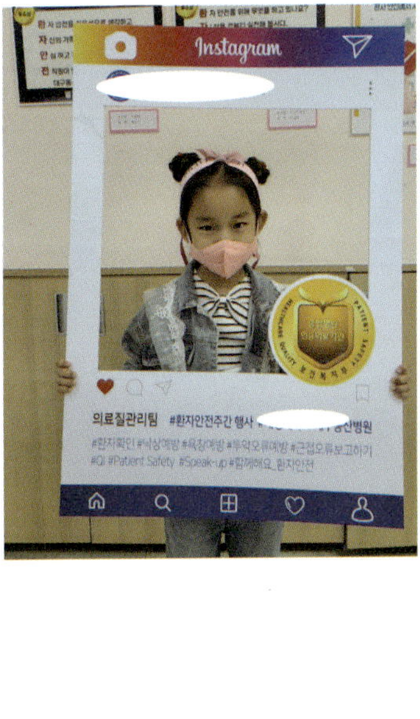

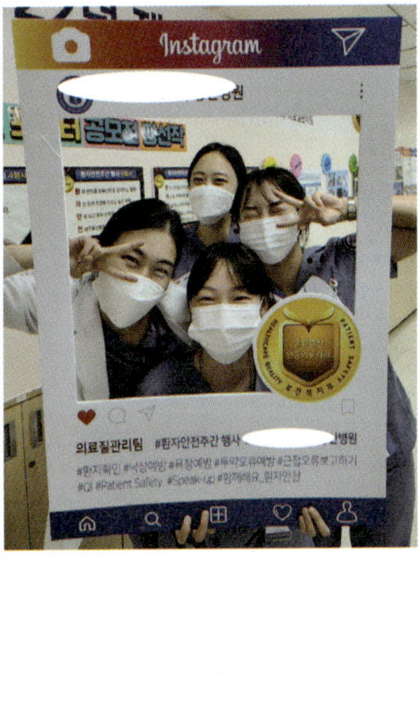

V

질 향상 활동

직무 분장	주요 업무
의료기관차원의 질 향상 활동	부서차원, 병원차원 QI 활동 지원

업무 흐름

1. QI 활동 주제공모, QI 활동 계획서 제출 공문 발송 →
2. QI 활동 계획서 접수 및 검토 →
3. 질향상위원회 심의 ↓
4. QI 활동 주제 선정 ←
5. QI 활동 중간 보고서 제출 공문 발송 ←
6. QI 활동 중간 보고서 접수 및 검토 ↓
7. QI 활동 최종결과 보고서 제출 공문 발송 →
8. QI 활동 최종결과 보고서 접수 및 검토 →
9. QI 경진대회 참가신청서 제출 공문 발송 ↓
10. QI 활동결과 1차 심사 후 경진대회 참가팀 선정 ←
11. QI 경진대회 개최 (우수사례 선정) ←
12. QI 활동 사후관리

	업무수행 목적
	의료기관 전반의 서비스 질 향상 활동과 환자안전활동의 활성화를 유도하기 위하여 의료기관차원의 질 향상 활동을 기획, 종합, 조정, 지원하기 위한 체계를 운영함으로써 질 향상을 통한 조직 문화의 변화를 지향한다.
	업무 내용
	1~4. 병원 전체 부서를 대상으로 QI 활동 계획서와 QI 활동 주제를 공모한다. QI 활동 주제는 우선순위 원칙에 따라 질향상위원회의 심의를 거쳐 선정한다. 5~6. QI 활동 진행사항을 점검하고 중간 보고서 내용을 검토하여 환류가 필요한 경우 환류한다. 9~11. QI경진대회에 참가를 신청한 QI 활동을 대상으로 경진대회 전에 QI 활동의 내용에 대한 이해와 이를 평가할 수 있는 능력을 갖춘 교직원이 1차 심사 후 경진대회 참가팀을 선정한다. QI경진대회 당일 경영진들이 참가팀을 대상으로 2차 심사 후 점수를 합산하여 수상팀을 선정한다. 12. 필요 시, QI경진대회 수상팀을 대상으로 성과가 지속적으로 모니터링되고 있는지 확인한다. 모니터링 결과에 따라 개선이 필요한 경우 이에 대한 개선활동을 진행하거나 재계획을 수립한다.

질 향상(Quality Improvement) 활동

QI란 Quality Improvement의 약자로 의료서비스의 질을 향상시키기 위한 목적으로 병원 구성원들이 체계적인 방법으로 개선방안을 모색하는 활동을 뜻한다.

의료질관리팀의 업무는 의료기관인증평가, QI 활동, 지표관리, 환자안전, 표준진료지침관리로 크게 5가지의 영역으로 나누어 지는데 그 중 QI 활동은 의료기관인증평가 다음으로 중요한 업무 중의 한 가지이다.

1. 질향상위원회

의료기관의 질 향상 활동과 환자안전 활동을 지원하고 기획, 통합, 조정하는 기능을 가지고 있어 무엇보다 중요하다고 할 수 있다.

가. 위원회 구성은 병원장이 위원장이 되고 병원 내 주요 보직자들이 위원으로 구성된다.

나. 위원회 회의는 연간 2회 이상 시행하고(*의료기관별로 상이할 수 있음), 연초에 각종 사업계획을 승인하고 하반기에는 당해연도 사업운영 경과 보고를 한다.

다. 위원회의 소집은 위원장과 회의일정을 사전에 협의하여 위원들에게는 최소 7일 전에 통보한다.

라. 위원회 조직도

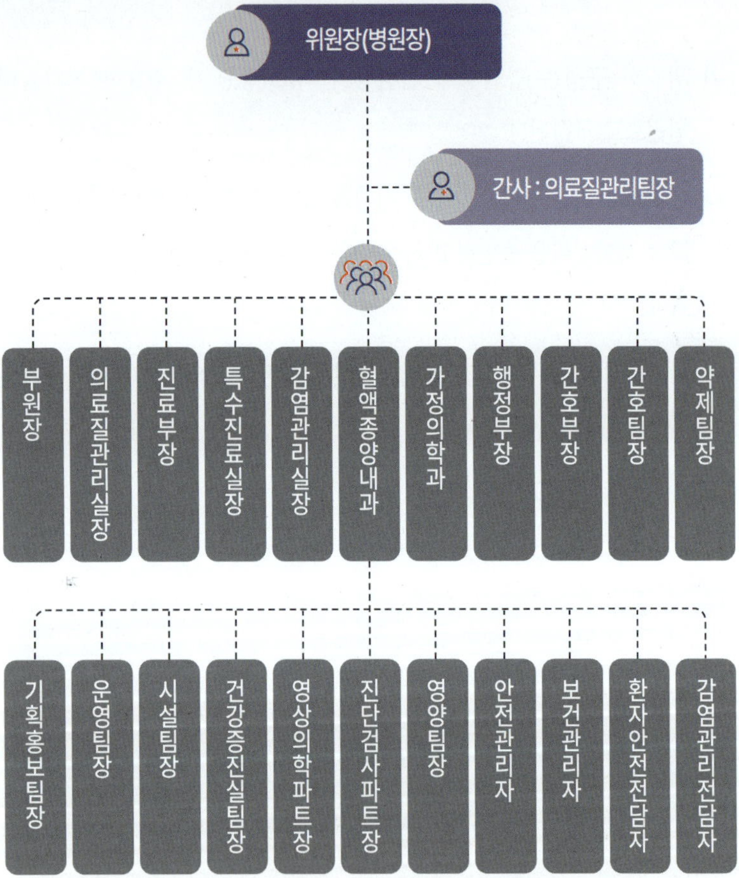

*의료기관별로 상이할 수 있음

마. 질 향상과 환자안전 활동 연간 사업계획서

1) 우선순위 선정 기준에 따라 당해연도 사업계획서를 작성한다.

※ 우선순위 선정기준에 따라 위원들이 점수를 Scoring하여 우선순위를 결정하는데 점수의 배점을 1,2,3,4,5 순으로 나열하지 않고 1,3,9등과 같이 차등을 주도록 하는 것은 각 위원들의 우선순위 점수결과 값이 동점이거나 비슷할 경우 우선순위를 매기기 어렵기 때문이다.

[우선순위 선정기준]

우선순위	점수		
	1	3	9
병원의 미션과 비전, 전략과의 연관성	병원의 미션과 비전, 전략과의 연관성이 낮거나 없는 사업	병원의 미션과 비전, 전략을 지원하는 사업	병원의 미션과 비전, 전략과의 연관성이 높은 사업
환자안전 관련	위해가 예상되지 않거나 근접오류 수준	적신호사건 수준은 아니나 위해가 예상되는 경우	적신호사건 수준의 심각한 위해가 예상되는 경우
내·외부 고객에게 미치는 영향	내·외부 고객에게 미치는 영향이 거의 없는 경우	내·외부 고객에게 미치는 영향이 있는 경우	내·외부 고객에게 미치는 영향이 큰 경우
다빈도, 고위험	발생 빈도가 낮은 경우	가끔 발생하는 경우	상시적으로 발생하는 경우/ 병원 내 20위권 내 다빈도 상병, 수술, 시술
외부 평가 관련	외부 평가와 연관성이 적은 사업	외부 평가 항목을 충족하기 위한 관련 사업	외부 평가기준에서 직접 평가하는 항목
개선활동 용이성	개선활동이 적은 사업	개선활동은 용이하나 부서단위 차원의 사업	개선활동이 용이하면서 병원전체에 미치는 영향이 큰 사업

2) 연간 사업계획서를 업무별로 구분하여 작성하되 세부 추진 내용을

[예시] 연간 일정표

구분	세부 추진 내용	월별 일정 계획				
		3	4	5	6	7
의료기관 인증유지	인증 규정 검토	●	●	●	●	●
	인증결과에 따른 개선활동	●	●	●	●	●
	시설 개·보수 및 점검	●	●	●	●	●
	인증 규정에 따른 직원 교육	●	●	●	●	●
	교육 자료 제작 및 배포	●	●	●	●	●
	3주기 인증조사 자체조사	●	●			
	3주기 인증 중간현장조사 대비					
의료기관 인증 규정 관리	부서에서 규정 제·개정(안) 제출			●		
	제출한 규정 검토			●		
	인증규정심의위원회 승인				●	
	규정 제·개정 작성				●	
	규정 제·개정 공포				●	
	규정 제·개정 이력관리				●	
지표 관리	지표관리 사업계획 수립					
	지표주제 공모 및 지표정의서 요청					
	지표 담당부서 및 담당자 선정					
	지표정의서 작성, 검토 및 선정					
	질향상위원회 승인					
	자료 수집 및 분석	●	●	●	●	●
	분석 주기별 모니터링 및 분석		●			●
	개선활동 및 효과평가	●	●	●	●	●

구체적인 일정계획(Time table)과 예산을 포함하여 작성한다.

	월별 일정 계획							비고
	8	9	10	11	12	1	2	
	●	●	●	●	●	●	●	연중
	●	●	●	●	●	●	●	연중
	●	●	●	●	●	●	●	연중
	●	●	●	●	●	●	●	연중
	●	●	●	●	●	●	●	연중
								2023.3월 ~ 4월
	●	●	●	●	●	●	●	중간현장조사 인증 ± 3개월
				●				연 2회
				●				연 2회
					●			연 2회
					●			연 2회
					●			연 2회
					●			연 2회
						●		연 1회
						●		연 1회
						●		연 1회
							●	연 1회
							●	연 1회
	●	●	●	●	●	●	●	수시
			●			●		분기
	●	●	●	●	●	●	●	수시

구분	세부 추진 내용	월별 일정 계획				
		3	4	5	6	7
	결과 보고 및 환류, 직원공유		●			●
	팀별 회의 참석, 교육, 자문, 지원	●	●	●	●	●
	지표관리 담당자 교육		●			
환자안전 관리	환자안전관리 사업계획 수립					
	환자안전위원회 승인					
	환자안전 보고 정보수집	●	●	●	●	●
	근본원인분석(RCA)활동	●	●	●	●	●
	고장유형 영향분석(FMEA) 활동	●	●	●	●	●
	환자안전사고 보고 (환자안전 보고학습시스템)	●	●	●	●	●
	환자안전 주의경보, 정보 공유	●	●	●	●	●
	기관차원의 환자안전주의경보 발령	●	●	●	●	●
	통계관리, 분석결과 공유	●	●	●	●	●
	교육(교직원, 환자·보호자)	●	●	●	●	●
	개선활동, 개선결과 공유	●	●	●	●	●
	환자안전기준 준수점검	●	●	●	●	●
	환자안전지표 모니터링 및 관리		●			●
	환자안전주간 행사 개최					
	환자안전 전담인력 자격관리	●	●	●	●	●
	환자안전문화 조성활동	●	●	●	●	●
위험관리 활동	위험관리 영역 확인					
	위험관리 활동 계획 수립					
	위험요인 확인 및 위험평가 (Risk Assessment)					

	월별 일정 계획							비고
	8	9	10	11	12	1	2	
			●			●		분기
	●	●	●	●	●	●	●	수시
								연 1회
							●	연 1회
							●	연 1회
	●	●	●	●	●	●	●	수시
	●	●	●	●	●	●	●	연 1회
	●	●	●	●	●	●	●	연 1회
	●	●	●	●	●	●	●	자율보고
	●	●	●	●	●	●	●	수시
	●	●	●	●	●	●	●	연1회 이상
	●	●	●	●	●	●	●	매월
	●	●	●	●	●	●	●	연중
	●	●	●	●	●	●	●	연중
	●	●	●	●	●	●	●	매월
			●			●		분기
		●						연 1회
	●	●	●	●	●	●	●	수시
	●	●	●	●	●	●	●	수시
						●		연 1회
						●		연 1회
							●	연 1회

구분	세부 추진 내용	월별 일정 계획				
		3	4	5	6	7
	FMEA 주제 선정					
	환자안전위원회 승인					
	FMEA 활동팀 구성	●				
	위험요인 현황분석	●	●			
	위험요인 개선활동 수행			●	●	●
	위험관리 활동 모니터링 및 평가					
	위험관리 활동 결과 분석 및 보고					
	환자안전위원회 보고					
	직원 공유					
질 향상 활동	질 향상 활동 계획					
	질 향상 활동 주제공모					
	주제별, 부서별 QI 활동 선정					
	질향상위원회 승인					
	팀별 회의 참석, 교육, 자문, 지원	●	●	●	●	●
	QI 활동 중간 보고서 접수					●
	개선활동 진행			●	●	●
	QI 활동 모니터링 보고서 접수 (질 향상 활동 성과관리)					
	QI 활동 최종결과 보고서 접수					
	QI 경진대회 참가신청 접수, 사전심사, 우수 QI 활동사례 선정(구연/포스터 발표)					
	QI 경진대회 개최					
표준진료지침(CP)개발 및 관리	CP 개발 계획서 요청	●	●	●	●	●
	CP 주제 선정	●	●	●	●	●

월별 일정 계획								비고
	8	9	10	11	12	1	2	
							●	연 1회
							●	연 1회
								연 1회
								연 1회
	●							연 1회
		●	●	●				연 1회
					●			연 1회
					●			연 1회
					●			연 1회
						●		연 1회
						●		연 1회
							●	연 1회
							●	연 1회
	●	●	●	●	●	●	●	수시
								연 1회
	●	●	●					일정에 따라
				●				연 1회
				●				연 1회
					●			연 1회
					●			연 1회
	●	●	●	●	●	●	●	수시
	●	●	●	●	●	●	●	수시

구분	세부 추진 내용	월별 일정 계획				
		3	4	5	6	7
	질향상위원회 승인					
	CP 개발팀 구성	●	●	●	●	●
	진료과정 조사, 변이분석	●	●	●	●	●
	CP 개발(의료진용/환자용)	●	●	●	●	●
	CP 전산프로그램 적용	●	●	●	●	●
	CP 활용성 등 모니터링		●			●
	CP 모니터링 결과 보고, 직원 공유		●			●
	CP 내용 수정(사유 발생시)	●	●	●	●	●
각종 위원회	질향상위원회					
	환자안전위원회		●			●
	인증규정 심의위원회				●	
질 향상과 환자안전 교육	질 향상과 환자안전 교육 계획 수립					
	경영진 교육					
	재직직원 교육(사이버 교육)	●	●	●	●	●
	신규직원 교육(사이버 교육)	●	●	●	●	●
	지표관리담당자 교육			●		
	환자안전담당자 환자안전 교육					
	교직원 / 환자 보호자 환자안전 교육	●	●	●	●	●
홍보 및 환류	경영진 보고	●	●	●	●	●
	위원회 활동을 통한 환류		●			●
학회 및 세미나	부서장회의, 수간호사회의	●	●	●	●	●
	한국의료질향상학회 환자안전 전담자 보수교육, QI 교육, 타병원 벤치마킹 등	●	●	●	●	●

	월별 일정 계획							비고
	8	9	10	11	12	1	2	
	●						●	연 2회
	●	●	●	●	●	●	●	수시
	●	●	●	●	●	●	●	수시
	●	●	●	●	●	●	●	수시
	●	●	●	●	●	●	●	수시
			●			●		분기
			●			●		분기
	●	●	●	●	●	●	●	연중
	●						●	연 2회
			●			●		연 4회
					●			연 2회
						●		연 1회
		●						연 1회
	●	●	●	●	●	●	●	연중
	●	●	●	●	●	●	●	연중
								연 1회
		●						연 1회
	●	●	●	●	●	●	●	연중
	●	●	●	●	●	●	●	연중
			●			●		분기
	●	●	●	●	●	●	●	연중
	●	●	●	●	●	●	●	선택적 참여

[예시] 세부 업무 추진 계획

추진 사업명	1. 의료기관인증 유지
관련 경영목표	가. 경영 효율성 증대 : 시스템 안정화, 인증기준에 따른 시설 개.보수
성과지표	3주기 급성기병원 의료기관인증 유지
세부 설명 및 기대효과	가. 인증기준의 3가지 체계(기본가치체계, 환자진료체계, 조직관리체계)가 상호 유기적으로 운영될 수 있도록 하며, 이를 토대로 성과를 도출하는 절차 마련
예산	항목
	3주기 급성기의료기관인증 중간현장조사 대비 개선활동비

	진행절차 및 일정				
진행업무	3월	4월	5월	6월	7월
인증 규정 검토	●	●	●	●	●
인증기준에 따른 개선활동	●	●	●	●	●
시설 개·보수 및 점검	●	●	●	●	●
인증 규정에 따른 전 직원 교육	●	●	●	●	●
교육 자료 제작 및 배포	●	●	●	●	●
3주기 급성기인증조사 자체조사	●	●			
3주기 급성기인증조사 중간현장조사					
기타사항					

나. 내·외부 고객 만족도 향상

다. 다학제간 참여 및 정보 공유를 통한 구성원들의 응집력 강화

	지표 목표값	의료기관인증

나. 규정에 근거한 업무수행 및 관리

다. 인증조사 결과에 따른 개선 활동 및 유지

라. 환자안전 보장과 의료의 질 향상

	금액	협조부서	전부서
	3,000,000원		

진행절차 및 일정								
	8월	9월	10월	11월	12월	1월	2월	비고
	●	●	●	●	●	●	●	
	●	●	●	●	●	●	●	
	●	●	●	●	●	●	●	
	●	●	●	●	●	●	●	
	●	●	●	●	●	●	●	
	●	●	●	●	●	●	●	

4차 산업혁명으로 인해 우리나라 보건의료 환경이 급격히 변화되고 있다. 고령인구가 증가됨에 따라 노인 의료서비스가 증가되고, 국민들의 건강에 대한 관심 증가로 의료에 대한 지식이 증가하고, 삶의 질 향상을 위한 건강에 대한 관심도 증가되고 있다. 또 인터넷의 발달로 인해 누구나 쉽게 의료나 병원 정보를 획득 할 수 있게 되었으며, 의료서비스 제공과정에서 수동적이던 환자들의 권리 의식도 상승되어 의료소비자로 대두되면서 병원들도 의료서비스의 품질을 높이기 위한 노력을 하고 있다.

이에 발맞추어 의료기관 차원의 서비스 경쟁력 향상을 위한 QI 활동에 관심이 집중되어 이제는 QI 활동이 선택이 아니라 필수라고 할 수 있을 만큼 의료기관 차원의 중요한 활동이 되고 있다.

1. QI 활동 과정

QI 활동은 크게 의료기관 차원에서 전사적인 노력이 필요한 QI 활동과 부서차원의 QI 활동으로 나누어서 진행하며, QI 활동의 과정은 우선순위에 입각하여 QI 활동을 질향상위원회에서 승인하면 그때부터 QI 활동이 진행된다.

● QI 활동 흐름도

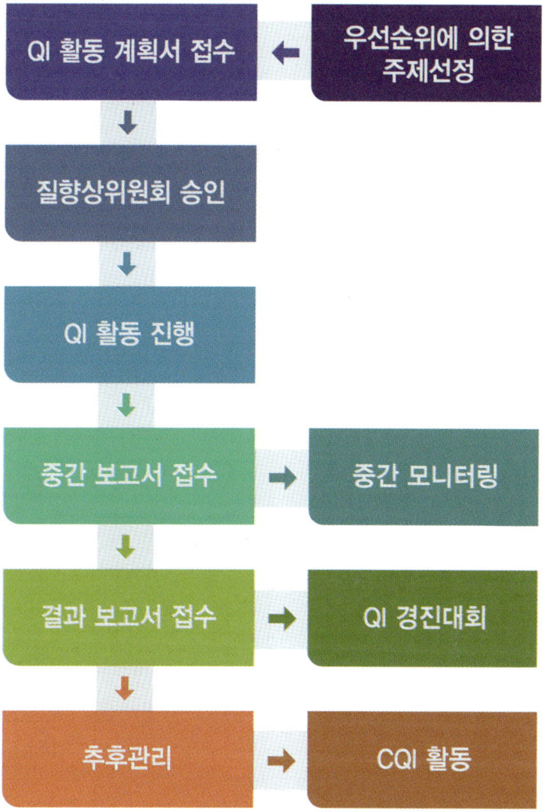
QI 활동 계획서 접수
우선순위에 의한 주제선정
질향상위원회 승인
QI 활동 진행
중간 보고서 접수
중간 모니터링
결과 보고서 접수
QI 경진대회
추후관리
CQI 활동

2. QI 활동 방법

QI 활동 방법은 FOCUS-PDCA, PDCA, 6-Sigma등이 있는데 주로 PDCA 방법을 많이 사용한다.

QI 활동 10단계	FOCUS-PDCA	PDCA	6-Sigma
목표설정	F(Find, 문제발견) O(Organize, 팀구성)	Plan	Define
팀구성, 팀목표설정			
주제선정			
문제분석	C(Clarify, 현황분석)		Measure
현황파악			
조사결과 분석	U(Understand, 원인분석)		
목표설정	S(Select, 개선방안 수립)		
질향상 계획수립	P(Plan)		
수행	D(Do)	DO	Analysis
			Improvement
결과평가	C(Check)	Check	Control
	A(Act)	Act	

[예시]

QI 활동 계획서 (1)

주 제					
부 서		책임자/간사	/	연락처	

▣ Plan (계획)

1. 주제선정 배경

2. 활동 목표

3. 팀 구성

가. 팀 구성

○ 팀장 :

○ 간사 :

○ 팀원 :

○ 컨설턴트 :

나. 팀 접근 여부

4. 핵심지표(개선여부를 어떠한 지표로 측정하는지에 대한 내용)

5. 문제분석(원인분석) – 브레인스토밍, Fish Bone Diagram 등 도구 사용

6. 자료수집

가. 조사대상(자료출처, 자료크기 포함) :

나. 조사도구(설문지, 조사표 등) :

다. 조사방법(기록조사, 설문조사, 면접조사, 관찰조사 등) :

라. 조사기간 : 1차 조사 – 월 일 ~ 월 일, 2차 조사 – 월 일 ~ 월 일

QI 활동 계획서 (2)

세부활동	일정									
	3월	4월	5월	6월	7월	8월	9월	10월	11월	12월
주제선정, 팀 구성	→									
핵심지표 선정, 문제분석, 자료수집 계획										
1차 조사										
1차 조사 결과분석, 개선전략 수립										
개선활동										
2차 조사										
효과평가										
활동결과 보고										

마. 통계기법(Excel의 빈도분석, 피벗등/SPSS의 빈도분석, 교차분석, 기술통계, T-test 등) :

바. 분석도구(런차트, 히스토그램, 원그래프, 관리도 등) :

QI 활동 주제 선정 평가표

■ 점수표기 : Low(1), Moderate(3), High(9)

연번	QI 활동 주제	병원의 미션/비전, 전략과의 연관성	환자 안전 관련	내·외부 고객에게 미치는 영향	다빈도	외부 평가 관련	개선 실효성	총점

■ 우선순위 선정 기준

우선순위	점수		
	1 (Low)	3 (Moderate)	9 (High)
병원의 미션과 비전, 전략과의 연관성	병원의 미션과 비전, 전략과의 연관성이 낮거나 없는 사업	병원의 미션과 비전, 전략을 지원하는 사업	병원의 미션과 비전, 전략과의 연관성이 높은 사업
환자안전 관련	위해가 예상되지 않는 경우	적신호 사건 수준은 아니나 위해가 예상되는 경우	적신호 사건 수준의 심각한 위해가 예상되는 경우
내·외부 고객에게 미치는 영향	내·외부 고객에게 미치는 영향이 거의 없는 경우	내·외부 고객에게 미치는 영향이 있는 경우	내·외부 고객에게 미치는 영향이 큰 경우
다빈도	발생 빈도가 낮은 경우	가끔 발생하는 경우	상시적으로 발생하는 경우/병원 20위권 내 다빈도 상병, 수술, 시술
외부평가 관련	외부 평가와 연관성이 적은 사업	외부 평가 항목을 충족하기 위한 관련 사업	외부 평가기준에서 직접 평가하는 항목
개선 실효성	개선 가능성이 낮거나 없음	개선 가능성이 보통	개선 가능성이 높음

※ 비고: 외부평가 항목에 포함되는 경우에는 평가항목을 기록해주세요.

외부평가 항목 : ______________________________

(예시: 의료기관 인증조사 1.4 낙상 예방활동)

QI 활동 중간 보고서

주제					
부서		책임자/간사	/	연락처	

▣ Plan (계획)

1. 분석 및 해석

가. 1차 조사 결과분석(수치화된 데이터, 표나 그래프 사용) :

나. 목표(구체적 수치, 문헌검색/논리적 도출/내부규정 확인) :

다. 목표기준(목표선정 근거 제시) :

▣ Do (실행)

2. 개선전략 및 개선활동

가. 개선전략의 우선순위 결정(Pay-off matrix를 이용)

나. 개선활동

QI 활동 최종결과 보고서 (1)

주 제					
부 서		책임자/간사	/	연락처	

▣ Plan (계획)

1. 주제선정 배경

2. 활동 목표

3. 팀 구성

가. 팀 구성

○ 팀장 :

○ 간사 :

○ 팀원 :

○ 컨설턴트 :

나. 팀 접근 여부

4. 핵심지표(개선여부를 어떠한 지표로 측정하는지에 대한 내용)

5. 문제분석(원인분석) – 브레인스토밍, Fish Bone Diagram 등 도구 사용

6. 자료수집

가. 조사대상(자료출처, 자료크기 포함) :

나. 조사도구(설문지, 조사표 등) :

다. 조사방법(기록조사, 설문조사, 면접조사, 관찰조사 등) :

QI 활동 최종결과 보고서 (2)

라. 조사기간 : 1차 조사 - 월 일 ~ 월 일, 2차 조사 - 월 일 ~ 월 일

세부활동	일정									
	3월	4월	5월	6월	7월	8월	9월	10월	11월	12월
주제선정, 팀 구성	→									
핵심지표 선정, 문제분석, 자료수집 계획										
1차 조사										
1차 조사 결과분석, 개선전략 수립										
개선활동										
2차 조사										
효과평가										
활동결과 보고										

마. 통계기법(Excel의 빈도분석, 피벗등/SPSS의 빈도분석, 교차분석, 기술통계, T-test 등):

바. 분석도구(런차트, 히스토그램, 원그래프, 관리도 등) :

▣ Do (실행)

7. 개선전략 및 개선활동

가. 개선전략의 우선순위 결정(Pay-off matrix를 이용)

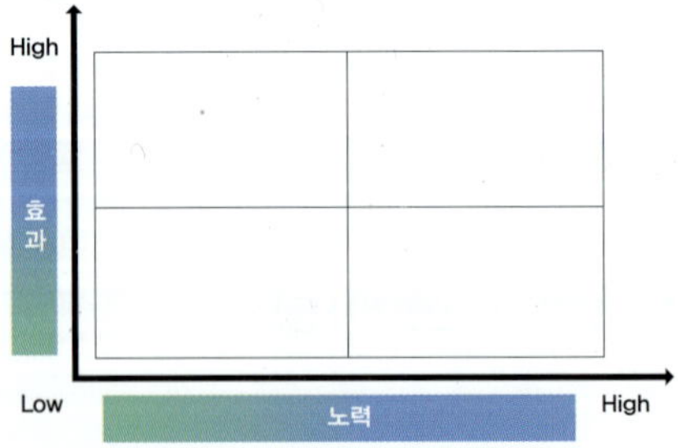

나. 개선활동

QI 활동 최종결과 보고서 (3)

▣ Check (검토)

8. 활동의 효과(선정한 지표로 개선결과 측정, 1차 조사 결과와 비교)

▣ Act (조치)

9. 결론 및 제언

10. 추후관리(모니터링 계획)

11. 팀 활동 경과보고

년 월 일 - 월 일 : 주제선정, 팀 구성
월 일 - 월 일 : 핵심지표 선정, 문제분석, 자료수집 계획
월 일 - 월 일 : 1차 조사
월 일 - 월 일 : 1차 조사 결과분석, 질 향상 계획 수립
월 일 - 월 일 : 개선활동
월 일 - 월 일 : 2차 조사
월 일 - 월 일 : 효과평가(1차 조사와 2차 조사 비교평가)

년 월 일 - 월 일 이후 : 모니터링

QI 활동 최종결과 보고서

주 제	환자 중심 문화 구축을 통한 의료서비스 개선 활동				
부 서	의료서비스 개선 T.F.T.	책임자/간사	000/000	연락처	0000

▣ Plan (계획)

1. 주제선정 배경

환자 만족도의 지표는 환자가 의료행위를 얼마나 잘 받고 있는지 '돌봄에 대한 질'뿐만 아니라 환자가 받은 '치료에 대해 얼마나 행복한지'를 의미하며, '환자 경험'은 환자가 병원 입구에 들어오고부터 퇴원하여 집에 갈 때까지 의료행위를 비롯한 모든 과정에서 얼마나 만족하였는지가 포함된다. 환자 만족도를 위해서는 기대감에 대한 충족, 의료진과의 소통, 공동 의사결정, 진료 시간, 의료진의 용모와 태도가 매우 중요하며 병원의 청결, 안락한 환경, 진료와 행정업무의 업그레이드된 시스템 또한 중요하다.

환자 경험이 임상효과 및 환자 안전과 긍정적 상관관계를 보이며, 이 같은 상관성은 의료기관의 규모와 상관없이 나타나고 만성질환자에서도 상관관계가 있음이 확인되어 환자 경험을 의료의 효율성, 환자 안전과 함께 의료 질 평가의 주요 지표가 되어야 한다고 관련 연구자들은 주장하고 있다.

건강보험심사평가원은 '환자 경험 평가'를 지난 2017년부터 300병상 이상의 의료기관을 대상으로 시범사업을 시행한 후, 2022년부터는 100병상 이상의 의료기관을 대상으로 2021년 5월~11월까지의 청구자료를 근거로 본 평가를 시작하였다.

이에 본원에서는 환자 경험 평가 향상을 위하여 의사, 간호사, 투약 및 치료 과정, 병원 환경, 환자 권리보장 영역의 현 상황을 파악하고 개선사항을 모색하여 의료서비스 질 향상 및 개원 4년 차 병원으로서 새로운 도약을 위해 진료 활성화와 중장기 성장 기반을 마련하고자 한다.

2. 활동 목표

가 . 간호사 서비스 향상
나 . 의사 서비스 향상
다 . 투약 및 치료 과정 설명 강화
라 . 병원 환경 개선
마 . 환자 권리보장 향상
바 . 전반적 평가 향상

3. 팀 구성

가 . 팀 구성

○ 팀장 : OOO
○ 간사 : OOO
○ 팀원 : OOO
○ 컨설턴트 : OOO

나 . 팀 접근 여부 : 의료서비스 개선 T.F.T.

4. 핵심지표(개선여부를 어떠한 지표로 측정하는지에 대한 내용)

환자 경험 **평가** 영역별 점수

1) 간호사 서비스
2) 의사 서비스
3) 투약 및 치료 과정
4) 병원 환경
5) 환자 권리보장
6) 전반적 평가

5. 문제분석(원인분석)

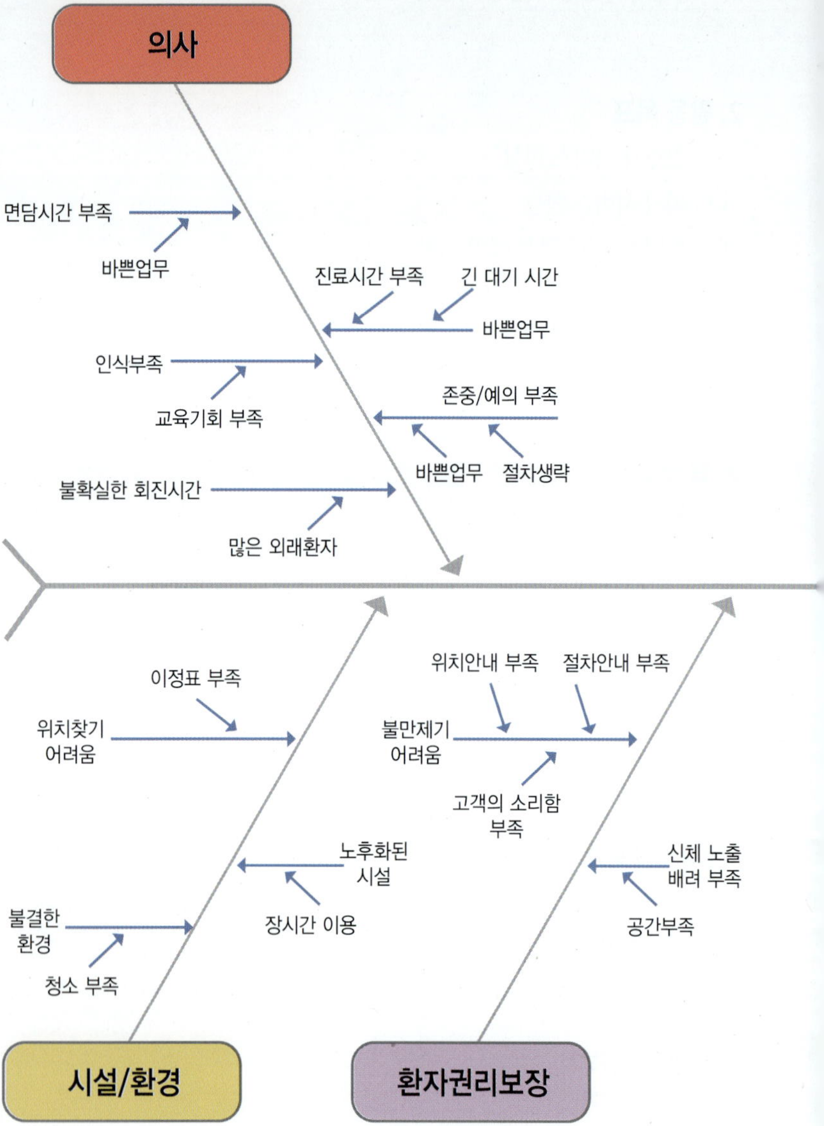

의사
면담시간 부족
바쁜업무
진료시간 부족
긴 대기 시간
바쁜업무
인식부족
교육기회 부족
존중/예의 부족
바쁜업무
절차생략
불확실한 회진시간
많은 외래환자
이정표 부족
위치찾기 어려움
위치안내 부족
절차안내 부족
불만제기 어려움
고객의 소리함 부족
노후화된 시설
장시간 이용
신체 노출 배려 부족
공간부족
불결한 환경
청소 부족
시설/환경
환자권리보장

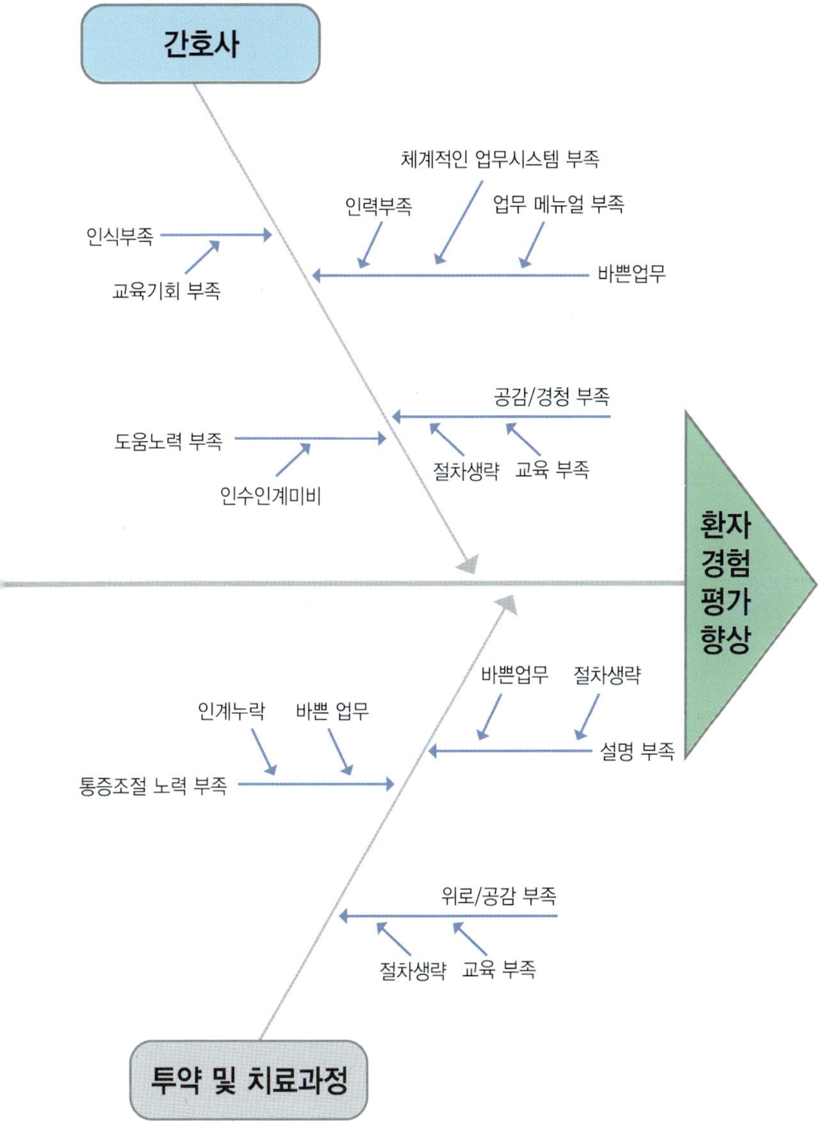
간호사
체계적인 업무시스템 부족
인력부족
업무 메뉴얼 부족
인식부족
교육기회 부족
바쁜업무
공감/경청 부족
도움노력 부족
절차생략
교육 부족
인수인계미비
환자 경험 평가 향상
바쁜업무
절차생략
인계누락
바쁜 업무
설명 부족
통증조절 노력 부족
위로/공감 부족
절차생략
교육 부족
투약 및 치료과정

6. 자료수집

가 . 조사 대상 : 퇴원환자

나 . 조사 도구 : 설문조사

다 . 조사 방법 : 모바일 설문

라 . 조사 기간 :

◯ 1차 조사 : 4월 1일 ~ 6월 30일

◯ 2차 조사 : 9월 1일 ~ 11월 30일

세부활동	일정									
	3월	4월	5월	6월	7월	8월	9월	10월	11월	12월
주제선정, 팀 구성	→									
핵심지표 선정, 문제분석, 자료수집 계획	→									
1차 조사		→	→	→						
1차 조사 결과분석, 개선전략 수립					→					
개선활동					→	→				
2차 조사							→	→	→	
효과평가									→	
활동결과 보고									→	

마 . 통계기법 : Excel 의 빈도분석 , 피벗 테이블

바 . 분석 도구 : 런차트 , 히스토그램 , 원그래프

7. 분석 및 해석

가 . 1 차 조사 결과분석

구분	세부 내용
조사 대상	- 1일 이상 일반병동 입원환자 - 제외 대상 : 구병동, 외국인, 사망환자
조사 방법	- 구조화된 설문지에 의한 카카오 알림 톡 전송(퇴원 후 익일) - 병원에서 조사 대상자에게 모바일 설문조사의 URL 주소를 문자 발송 하고 조사 URL 문자를 받은 고객이 직접 조사에 참여하는 『자기기입식』 설문조사
설문 내용	- 심평원 환자 경험 평가 문항과 동일 - 입원 중 경험한 의사/간호사, 투약 및 치료 과정, 병원 환경, 환자 권리보장, 개인 특성 등 23개 문항
조사 기간	2022. 04. 11(월) ~ 2022. 06. 30(목)
표 본 수	전체 퇴원환자 1,082명 중 153명(응답률 : 14.1%)

1) 종합만족도 결과

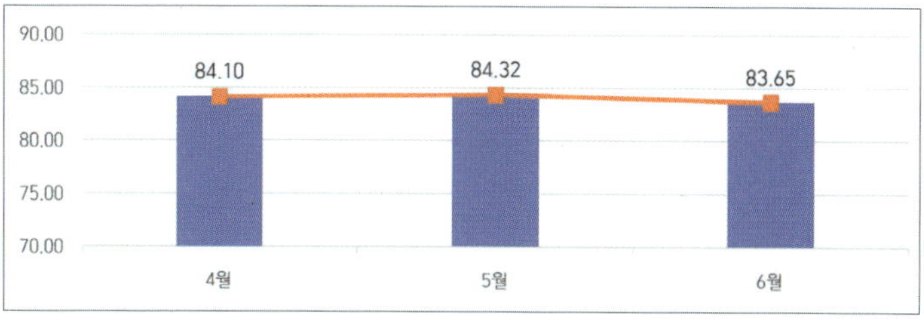

2) 영역별 만족도 결과

구분	간호사	의사	투약 및 치료 과정	병원 환경	환자 권리 보장	전반적 평가	종합결과
6월	90.19점	85.58점	85.09점	74.47점	81.93점	84.62점	83.65점
5월	86.96점	86.80점	87.04점	73.58점	83.07점	88.47점	84.32점
4월	87.76점	88.28점	87.9점	76.62점	78.72점	85.34점	84.10점

나 . 활동 목표 : 환자 경험 평가 전체 평균 86 점 이상

다 . 목표 기준 : 2021 년 건강보험심사평가원 환자 경험 평가 점수

간호사	의사	투약 및 치료 과정	병원 환경	환자 권리 보장	전반적 평가	종합결과
91.87점	86.23점	86.41점	83.53점	78.73점	86.50점	85.55점

▣ Do (실행)

8. 개선전략 및 개선 활동

가 . 개선전략의 우선순위 결정 (Pay-off matrix 를 이용)

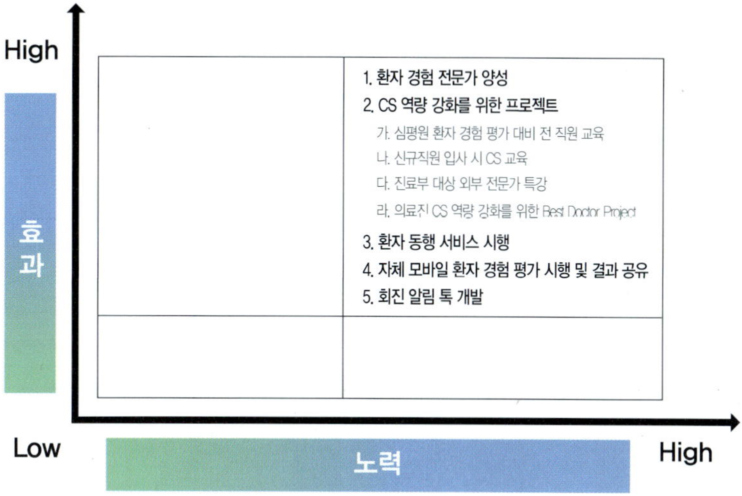

나 . 개선활동

1) 환자 경험 전문가 양성

가) 원내 CS 강사 양성

① 교육명 : CS 리더 양성 교육

② 교육 형태 : 온라인 및 대면 교육

③ 교육일시 : 2022년 5월 16일 ~ 2022년 6월 20일

④ 교육 대상 : 의료질관리팀장, 교육 전담간호사, 소화기내과 외래간호사

⑤ 교육 주관 : 메디시티 대구협의회 의료서비스 개선 위원회

원내 CS 전담팀이나 CS 강사가 없어 체계적인 CS 교육이 이루어지고 있지 않아 CS 강사를 육성하여 체계적인 직원 CS 교육 시스템을 마련하고자 하였다.

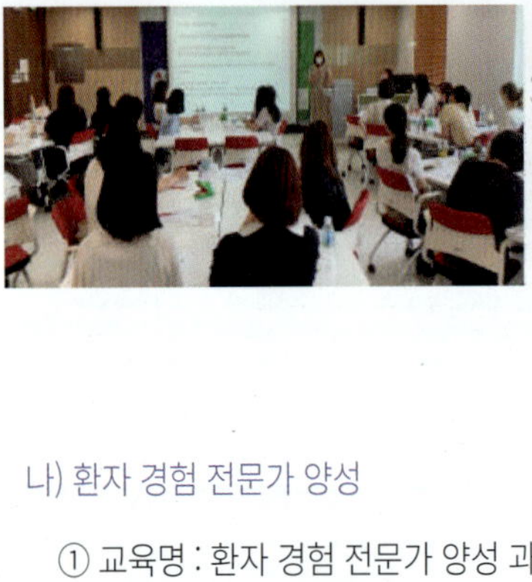

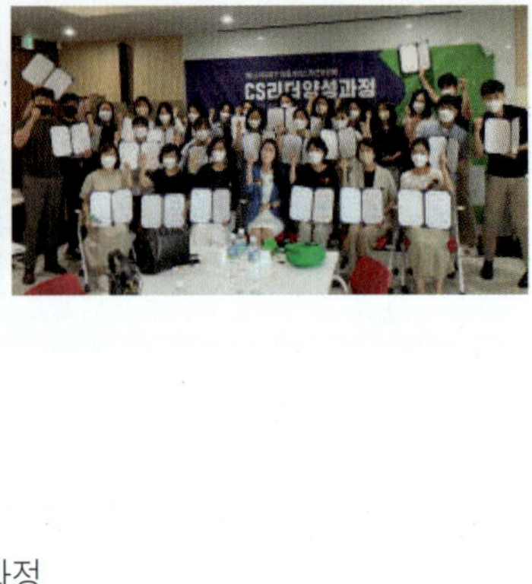

나) 환자 경험 전문가 양성

① 교육명 : 환자 경험 전문가 양성 과정

② 교육 형태 : 대면 교육

③ 교육일시 : 2022년 9월 30일

④ 교육 대상 : 의료질관리팀장

⑤ 교육 주관 : 메디시티 대구협의회 의료서비스 개선 위원회

의료기관의 환자 경험 관리 및 향상을 위해 전문성 강화와 실무역량 증진을 목적으로 연수 교육을 이수하였다.

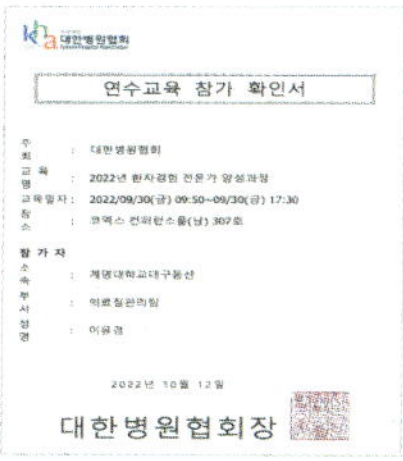
대한병원협회

연수교육 참가 확인서

주최 : 대한병원협회
교육명 : 2022년 환자경험 전문가 양성과정
교육일자 : 2022/09/30(금) 09:50~09/30(금) 17:30
장소 : 코엑스 컨퍼런스룸(남) 307호

참가자
소속 : 계명대학교대구동산
부서 : 의료질관리팀
성명 : 이윤경

2022년 10월 12일

대한병원협회장

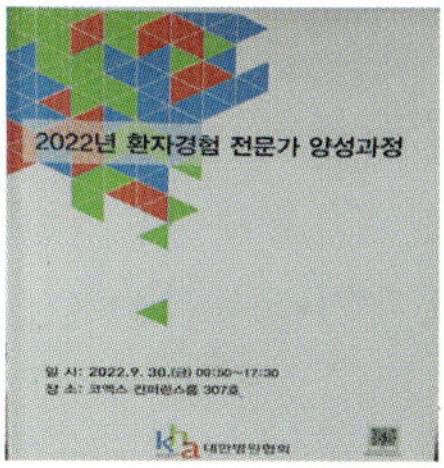

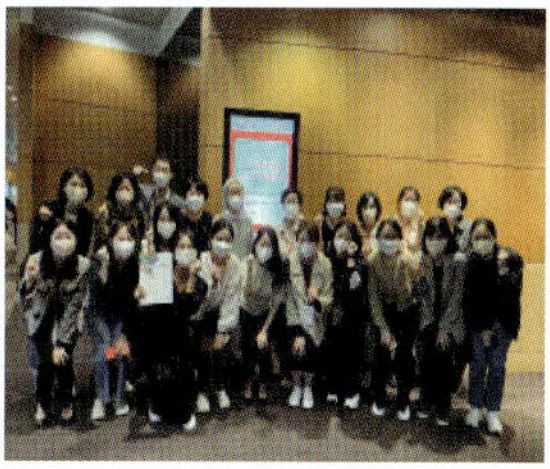

2) CS 역량 강화를 위한 프로젝트

가) 건강보험심사평가원 환자 경험 평가 대비 직원 교육 시행

① 교육 형태 : 대면 교육

② 교육일시 : 2022년 9월 15일, 2022년 9월 19일~ 20일

③ 교육 대상 : 전체 교직원 및 협력 업체 직원

건강보험심사평가원 환자 경험 평가를 대비하여 전체 교직원 및 협력 업체를 대상으로 평가 문항별 개선 활동에 대한 교육을 3차례에 걸쳐 진행하였다.

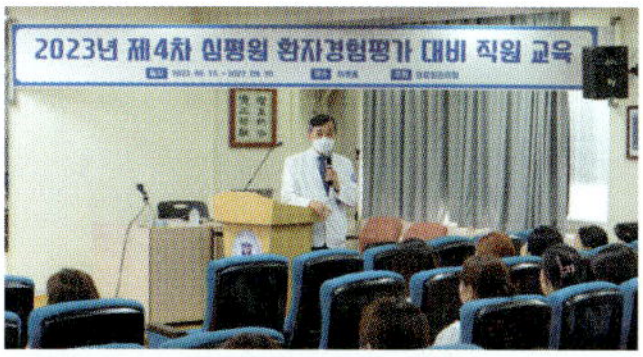

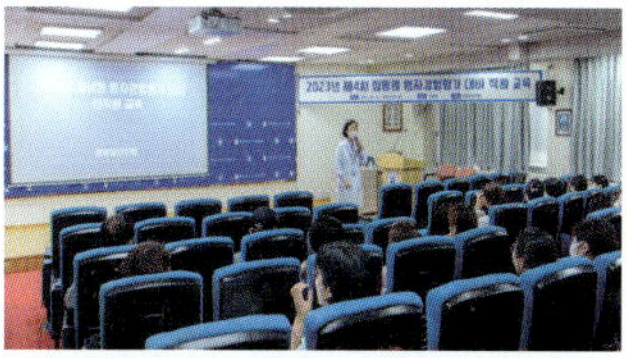

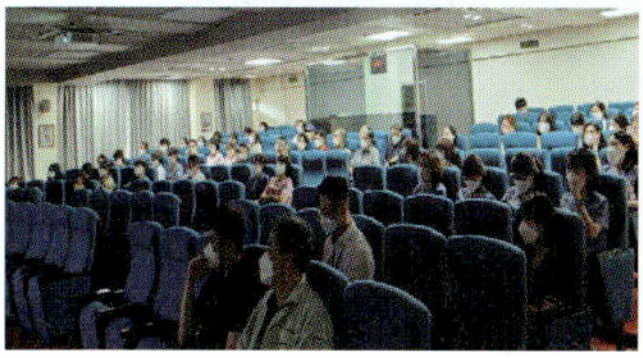

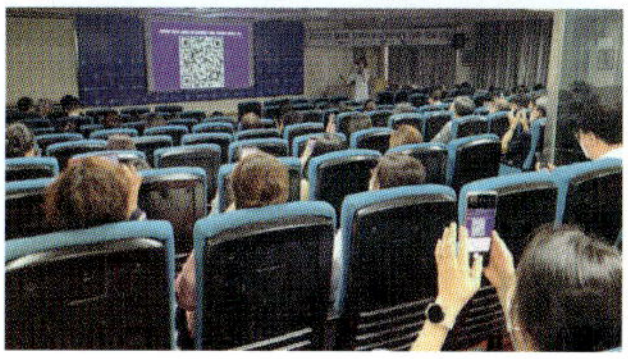

나) 신규직원 입사 시 CS 교육 시행

기존에는 신규직원이 입사할 때 병원 운영에 관한 제반적인 소개 및 실무중심의 교육으로 진행되었으나, 사내 CS 강사를 발굴하여 신규직원 입문 교육 시 CS 교육을 추가적으로 실시하였다. 그리고 『우·문·현·답 (우리들의 문제는 현장에 답이 있다) 프로젝트』를 실시하여 신규직원들이 외래, 입원, 수술, 응급실 프로세스에 직접 환자 경험 여정을 체험하여 불필요한 업무나 중복되는 절차를 통합 및 개선하도록 하였다.

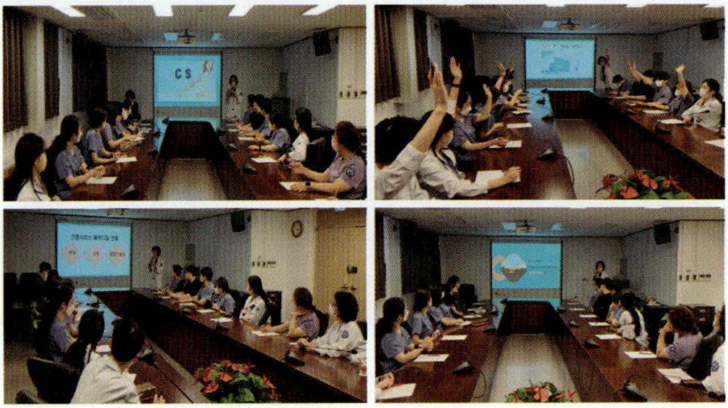

다) 진료부 대상 외부 전문가 특강 실시

① 교육 형태 : 대면 교육

② 교육일시 : 2022년 11월 2일

③ 교육 대상 : 의료진

④ 교육 강사 : B&S 커뮤니케이션 대표 임소라

환자 경험 평가 중 의사 영역은 타 영역에 비해 상대적으로 낮은 점수를 보이고 있고, 의료진들의 관심 또한 부족한 현실에서 외부 전문가를 초빙하여 환자 경험의 중요성을 인식하도록 하고, 신뢰받는 의료진이 될 수 있는 표준 진료방안을 제시하였다.

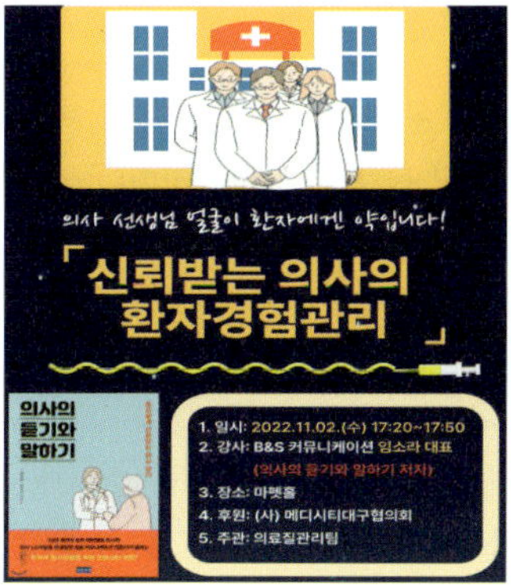
의사 선생님 얼굴이 환자에게 약입니다!
「신뢰받는 의사의 환자경험관리」
의사의 듣기와 말하기
1. 일시: 2022.11.02.(수) 17:20~17:50
2. 강사: B&S 커뮤니케이션 임소라 대표
(의사의 듣기와 말하기 저자)
3. 장소: 마펫홀
4. 후원: (사) 메디시티대구협의회
5. 주관: 의료질관리팀

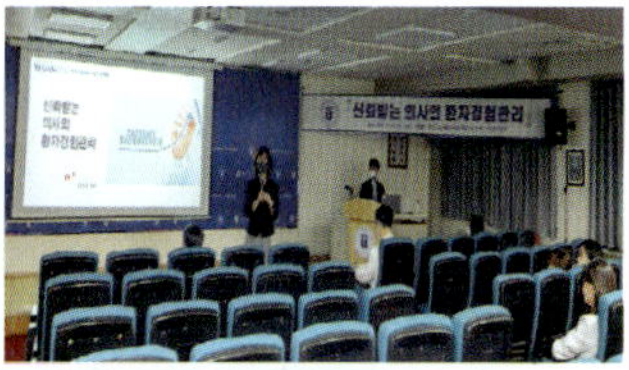
신뢰받는 의사의 환자경험관리

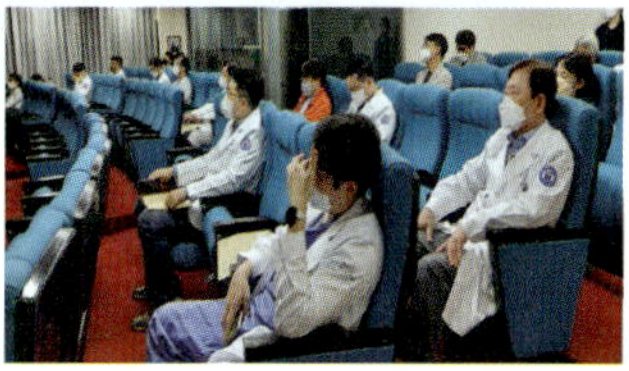

라) 의료진 CS 역량 강화를 위한 Best Doctor Project

① 취지 : 의료진의 진료 장면을 모니터링하여 개인 피드백을 통해 진료상황 중 부족한 스킬 향상

② 대상 : 신규 의료진

진료 경험이 부족한 신규 의료진을 대상으로 진료 장면을 촬영하고 그 결과를 가지고 1:1 피드백을 통하여 부족한 진료 스킬을 향상시키는 기회를 마련하였다.

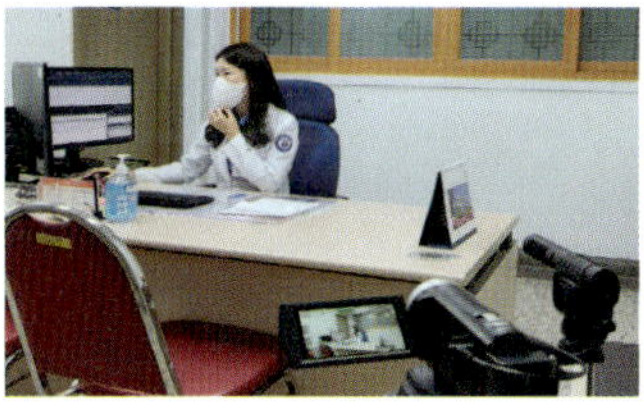

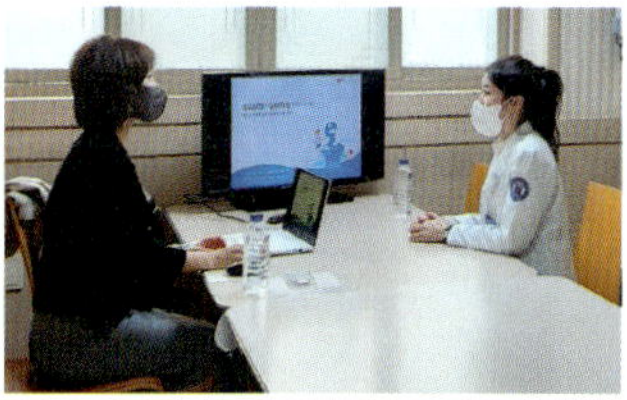

3) 환자 동행 서비스 운영

가) 취지 : 전체 병원시설 중 일부만 운영되고 있어, 신환이 처음 방문하여 병원을 이용할 때 지리적 위치 및 진료 절차에 맞게 이동하기가 어려운 부분이 있고, 환자 경험 평가 문항 중 『도움 요구 관련 처치 노력』이 타 문항에 비해 상대적으로 낮게 평가되고 있어 개선 활동 필요

나) 대상자 : 도움이 필요한 환자

다) 동행 매니저 : 보직자 및 사무직 근무자 + (자원봉사자, 학생간호사)

라) 동행 장소 : 1층 원무과 로비 및 병원 전 구역

마) 시행일시 : 2022. 8. 1.(월)

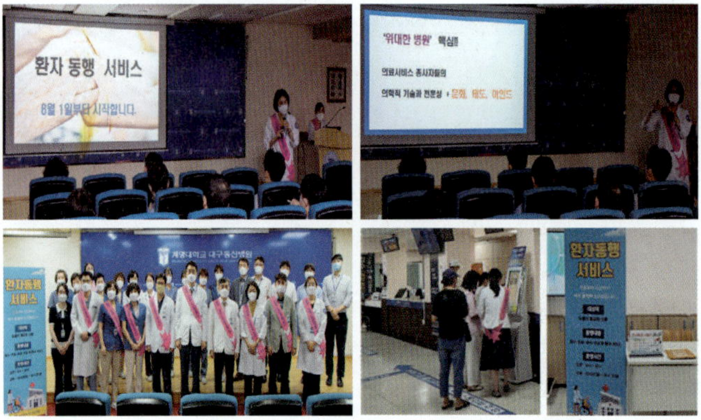
환자 동행 서비스
8월 1일부터 시작합니다.
'위대한 병원' 핵심!!
의료서비스 종사자들의
의학적 기술과 전문성 + 문화, 태도, 마인드
환자동행 서비스
환자동행 서비스

4) 자체 모바일 환자 경험 평가 시행 및 결과 공유

가) 환자 경험 평가 솔루션 도입

나) 퇴원환자 대상 자체 모바일 환자 경험 평가 시행

다) 월별 환자 경험 평가 결과 보고 및 공유

라) V.O.C(Voice of Customer) 관리를 통한 고객 불만 고충 처리

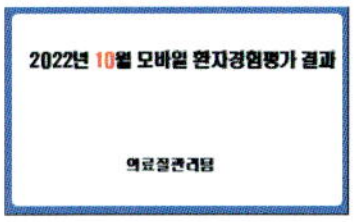

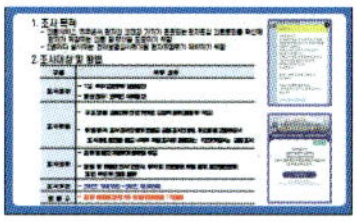

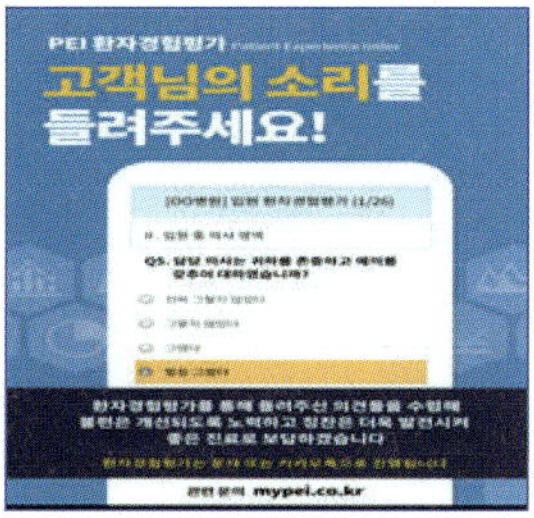

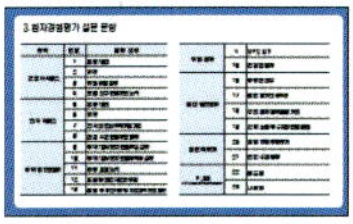

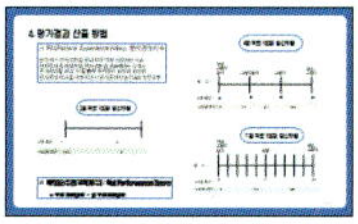

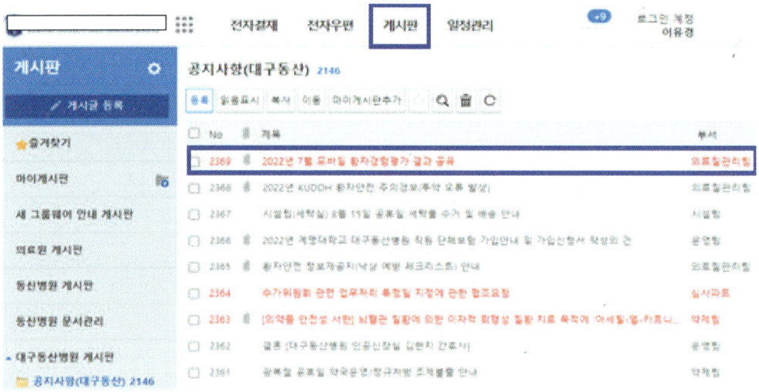

5) 회진 알림 톡 개발

환자 경험 평가 영역 중 『회진 시간 정보 제공』영역의 개선 활동으로 모바일을 통해 주치의가 회진하기 전에 미리 문자 메시지를 전달함으로 환자가 회진 정보를 사전에 알 수 있도록 하였으며 그 결과 회진 참여율도 높아졌다.

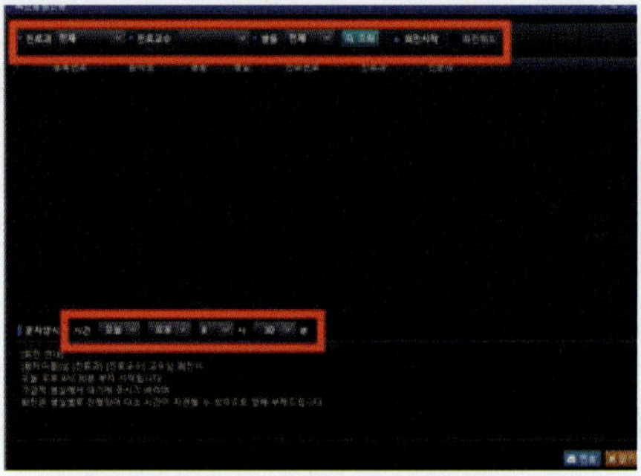

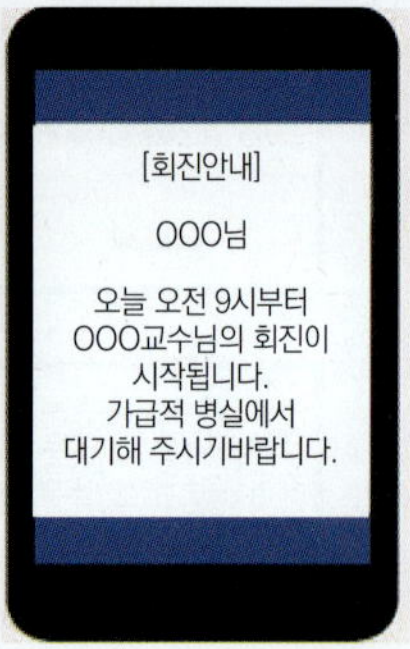

▣ Check (검토)

9. 활동의 효과

가 . 2 차 조사 결과분석

구분	기간	퇴원환자수	응답자수	응답율	종합점수
1차	2022.01.01.(월) ~2022.06.30.(목)	1,082명	153명	14.1%	84.02
2차	2022.09.01.(목) ~2022.11.30.(수)	1,495명	228명	15.3%	86.02

나 . 인구통계학적 결과

구분		1차		2차	
		응답 인원	종합점수	응답 인원	종합점수
19~39세	남	15명	84.88점	18명	91.42점
	여	21명	88.08점	33명	88.69점
40~59세	남	26명	82.02점	35명	90.92점
	여	28명	84.48점	60명	86.05점
60세 이상	남	37명	83.66점	44명	83.39점
	여	26명	86.11점	36명	81.32점
전체		153명	84.02점	228명	86.02점

다 . 평가 영역별 결과

구분	1차	2차	1차 vs 2차
간호사 영역	88.30	90.18	▲1.88
의사 영역	86.89	86.79	▼0.1
투약 및 치료 과정	86.68	88.53	▲1.85
병원 환경	74.89	78.53	▲3.64
환자 권리보장	81.24	82.55	▲1.31
전반적 평가	86.14	89.57	▲3.43

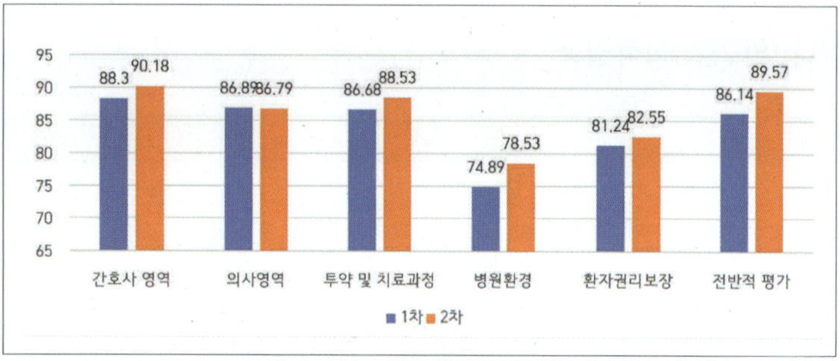

라 . 평가 영역별 세부 결과

영역	문항	1차	2차	1차 vs 2차
간호사 영역	간호사 존중/예의	90.92	91.63	▲ 0.71
	간호사 경청	88.49	90.98	▲ 2.48
	간호사병원 생활 설명	86.47	88.39	▲ 1.92
	간호사 도움 요구 관련 처리 노력	87.32	89.72	▲ 2.40
의사 영역	의사 존중/예의	91.51	92.08	▲ 0.56
	의사 경청	91.67	90.99	▼ 0.68
	의사와 만나 이야기할 기회	79.94	80.12	▲ 0.18
	회진 시간 관련 정보 제공	84.43	83.96	▼ 0.47
투약 및 치료 과정	투약, 검사 관련 이유설명	84.72	87.44	▲ 2.71
	투약, 검사 관련 부작용 설명	84.17	85.83	▲ 1.66
	통증 조절 노력	85.77	87.83	▲ 2.05
	위로와 공감	84.01	84.30	▲ 0.30
	퇴원 시 치료 계획 정보 제공	94.72	97.21	▲ 2.49
병원 환경	깨끗한 환경	72.88	78.18	▲ 5.30
	안전한 환경	76.90	78.88	▲ 1.98
환자 권리보장	공평한 대우	83.66	85.04	▲ 1.37
	불만 제기 용이성	74.38	78.00	▲ 3.63
	치료 참여 기회	80.32	81.40	▲ 1.08
	신체 노출 수치감 배려	85.81	85.01	▼ 0.80
전반적 만족도	경험 종합 평가	87.19	90.32	▲ 3.13
	타인 추천 여부	85.10	88.83	▲ 3.73
전체 평균		84.02	86.02	▲ 2.0

▣ Act (조치)

10. 결론 및 제언

가. 1차 자체 모바일 환자 경험 평가 결과는 84.02점으로 개선 활동을 시행 후 진행된 2차 평가 결과 86.02점으로 1차 대비 2점 상승하여 목표를 달성하였다.

나. 병원환경 영역에서 『깨끗한 환경』이 1차 대비 2차 평가 결과가 ▲5.30점으로 가장 높게 상승하였다.

다. 의사 영역에서 『의사 경청』이 1차 평가 대비 2차 평가 결과 ▼ 0.68점으로, 『회진 시간 관련 정보 제공』도 1차 평가 대비 2차 평가 결과 ▼ 0.47점으로 낮게 평가되어 카카오 알림톡을 통한 회진 정보를 제공하였음에도 점수가 낮아 추가적인 개선 활동이 필요한 상황이다.

라. 환자 권리보장 영역에서 『신체 노출 수치감 배려』가 1차 대비 2차 평가 결과 ▼ 0.80 점으로 낮게 평가되어 추가적인 개선 활동이 필요한 상황이다.

마. 환자 경험 평가는 어느 한 부서의 노력으로 결과가 좋아지는 것이 아니라 전 부서, 전직원들의 노력의 대한 결과가 반영되는 만큼 지속적인 개선 활동이 필요하다.

바. 내년에도 심평원 주관 환자 경험 평가가 전국의 종합병원을 대상으로 실시할 예정이다. 자체 모바일 환자 경험 평가 결과를 반영하여 결과가 부진한 부분에 대해서는 추가적으로 개선 활동이 필요한 만큼 내년에도 CQI 활동으로 진행하여 기관 차원의 노력에 힘써야 할 것이다.

11. 추후관리(모니터링 계획)

심평원의 환자 경험 평가를 대비함과 동시에 의료서비스 영역에서 환자의 의견과 가치가 존중되고 환자 중심의 의료문화 확산을 위하여 퇴원환자를 대상으로 자체 모바일 환자 경험 평가를 시행하여 의료서비스 개선 활동을 진행하였으며 향후 본원의 의료서비스 질 향상을 지속적으로 관리하기 위하여 외래환자까지 영역을 확대하여 진료 프로세스 및 의료서비스 개선 활동을 시행할 예정이다.

12. 팀 활동 경과보고

가. 2022년 3월 11일

주제선정, 팀 구성, 핵심 지표 선정, 문제분석, 자료수집 계획, 1차 조사 계획

나. 2022년 4월 1일 ~ 2022년 6월 30일

1차 조사

다. 2022년 7월 1일 ~ 2021년 8월 31일

개선 활동 수행

라. 2022년 9월 1일 ~ 2021년 11월 30일

2차 조사

마. 2022년 11월 30일

효과평가

QI 경진대회에 참가를 신청한 QI활동팀을 대상으로 경진대회 전에 QI활동의 내용에 대한 이해와 이를 평가할 수 있는 능력을 갖춘 교직원이 1차 심사 후 경진대회 참가팀을 선정한다.

QI 경진대회 당일 경영진들이 참가팀을 대상으로 2차 심사 후 점수를 합산하여 수상팀을 선정한다.

1. 1차 심사

부서에서 제출한 QI 최종 결과보고서를 바탕으로 QI활동 결과를 요약한 내용과 함께 최종보고서를 심사위원별로 배포 후 약 1주일간의 시간을 두고 심사 결과지를 회수한다.

배점은 50점 만점의 7가지 영역별로 점수를 부여하도록 한다.

주제선정 (5점)	주제의 창의성/ 현장문제 반영한 주제인가
핵심지표 (5점)	개선여부를 정확히 측정할 수 있는가
문제분석 (10점)	문제가 명확히 기술 되었는가
자료수집 (5점)	무슨 자료를 어떠한 방법으로 수집하였는가
분석 및 해석(10점)	과학적이고 체계 적인 방법을 활용, 측정 가능한 목표 설정 / 목표기준 기술 여부
개선활동(10점)	문제분석 결과를 근거로 개선활동을 계획하고 진행 하였는가
활동효과 및 추후 관리(5점)	개선활동으로 질 향상 목표를 달성하였는가, 추후 관리방안을 기술여부
총점 (50점)	

2. 2차 심사

1차 심사에서 통과한 QI활동팀을 대상으로 QI경진대회를 개최하고, 2차 심사자는 병원장을 포함한 경영진으로 구성하여 배점은 50점 만점의 4가지 영역별로 점수를 부여하여 최종결과를 발표한다.

주제의 창의성 (10점)	개선활동 (20점)	활동효과 (10점)	발표능력/시간 준수: 5분(10점)	총점 (50점)

3. 경진대회 피켓 제작

경진대회 발표회 때 부서별로 응원 피켓을 제작하여 발표자를 격려해주고, 발표회의 열기가 무르익도록 해준다.

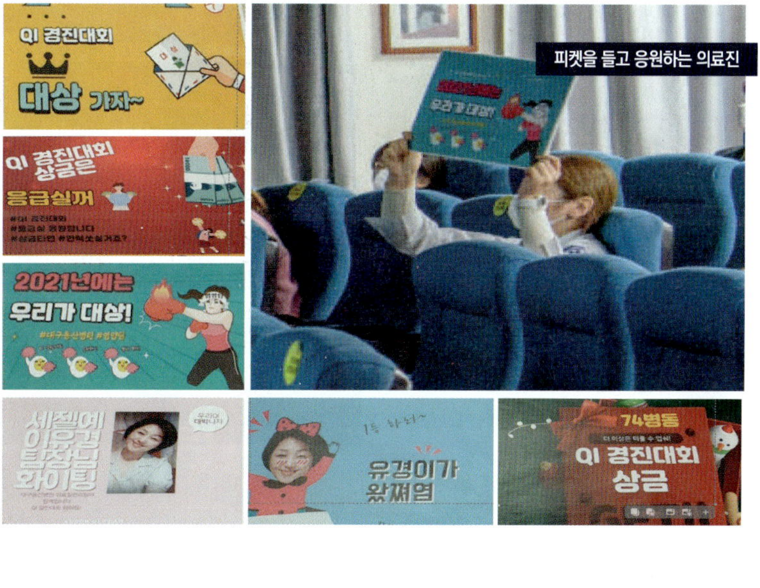

QI 경진대회
대상 가자~
QI 경진대회 상금은
응급실꺼
2021년에는
우리가 대상!
세젤예 이유경 팀장님 화이팅
유경이가 왔져염
74병동
QI 경진대회 상금

피켓을 들고 응원하는 의료진

4. 시상 및 결과 공유

경진대회 현장에서 발표가 끝나면 채점 결과에 따라 수상작이 결정되는데 결과를 취합하고 상장을 만드는 동안 직원들이 기다리기 지루하지 않도록 1년 동안 QI 활동한 내용들을 동영상을 제작하여 상영하거나 경품 추첨 등의 시간을 가진다.

또 경진대회 행사가 끝이 나면 수상결과를 그룹웨어를 통하여 전 직원들과 공유한다.

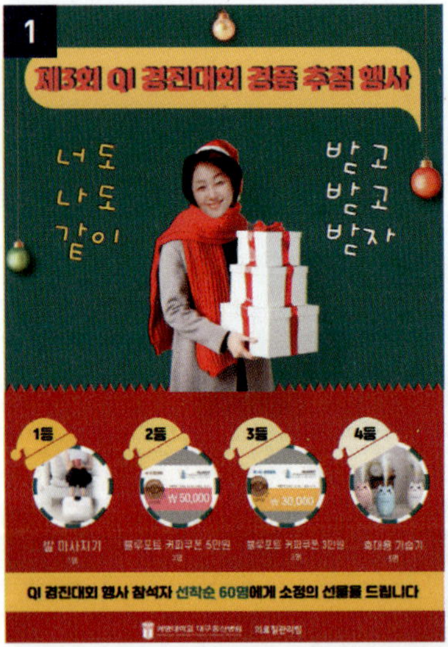
1
제3회 QI 경진대회 경품 추첨 행사
너도 나도 같이
받고 받고 받자
1등
2등
3등
4등
QI 경진대회 행사 참석자 선착순 60명에게 소정의 선물을 드립니다

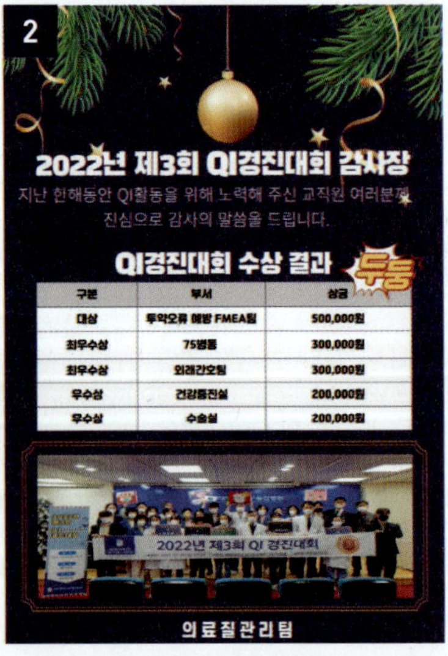
2
2022년 제3회 QI경진대회 감사장
지난 한해동안 QI활동을 위해 노력해 주신 교직원 여러분께
진심으로 감사의 말씀을 드립니다.
QI경진대회 수상 결과
두둥
구분 | 부서 | 상금
대상 | 투약오류 예방 FMEA팀 | 500,000원
최우수상 | 75병동 | 300,000원
최우수상 | 외래간호팀 | 300,000원
우수상 | 건강증진실 | 200,000원
우수상 | 수술실 | 200,000원
2022년 제3회 QI 경진대회
의료질관리팀

1. QI 경진대회 경품 추첨 행사를 알리는 포스터

2. QI 경진대회 수상 결과 안내 포스터

5. 포스터 전시회

1년 동안 QI 활동한 결과를 포스터로 제작하여 직원들의 왕래가 많은 직원 식당입구나 복도에 포스터를 전시해 QI활동 성과를 공유한다.

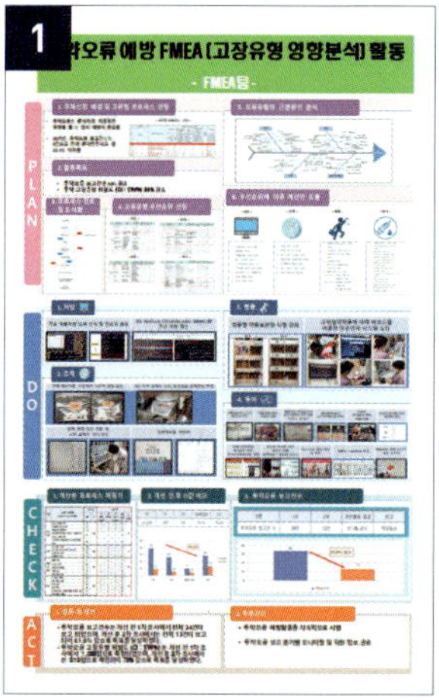

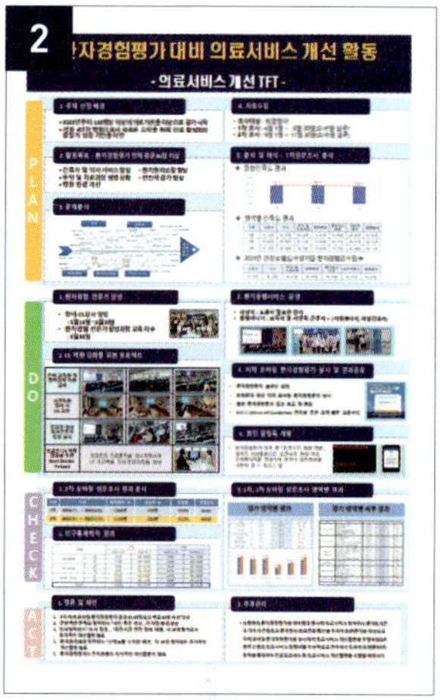

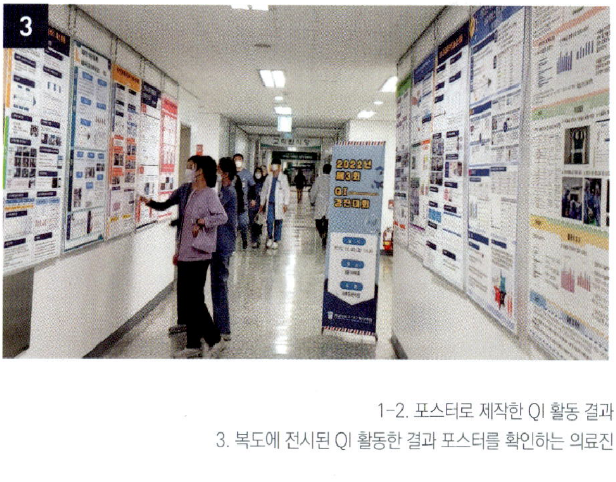

1-2. 포스터로 제작한 QI 활동 결과
3. 복도에 전시된 QI 활동한 결과 포스터를 확인하는 의료진

QI News Letter 발행

QI News Letter는 1년간 의료질향상과 환자안전을 위한 성과를 책자로 발행하여, 직원들과 함께 공유하도록 한다.

주요 내용으로는 월별 주요 NEWS, 환자안전사고 보고현황, 지표관리결과, 환자안전주의경보, 고장유형 영향분석 활동결과, CP 모니터링 결과, 환자안전주간행사 결과, QI경진대회 결과 외부기관 수상결과, 직원교육 결과 등으로 구성한다.

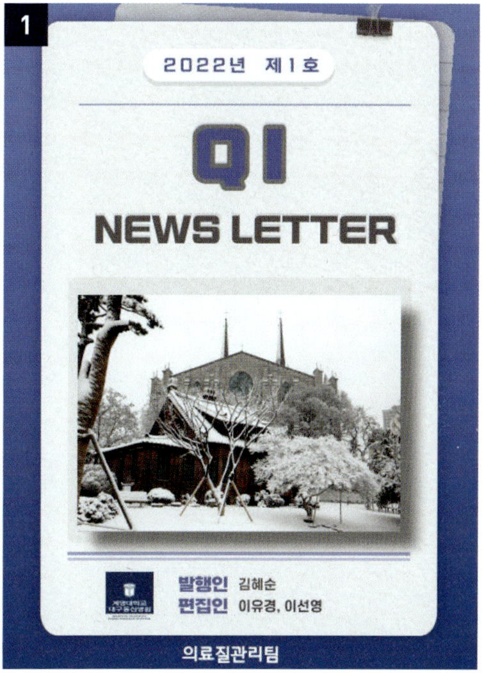

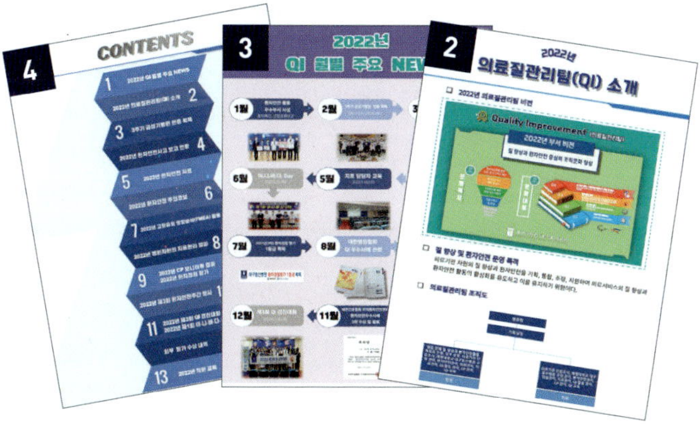

1. 2022년 제 1호 QI News Letter 표지
2-4. QI News Letter 페이지 구성

VI

표준진료지침 개발 및 관리

직무 분장	주요 업무
표준진료지침 업무	표준진료지침 개발 및 적용 지원 업무

업무 흐름

1. CP 주제선정
2. CP 개발팀 구성
3. 진료현황자료 조사
4. 변이분석 및 진료과정 결정
5. CP 개발 계획서 및 CP 초안 접수
6. 질향상위원회 심의
7. CP 내용 확정
8. CP 전산프로그램 개발
9. CP order 등록
10. CP 적용 및 drop 사유분석 (필요시 CP 수정보완)
11. CP 개발 최종 보고서 접수
12. CP 활용결과 (적용률, 완료율) 모니터링 및 환류
13. 주기적인 CP order upgrade 관리

업무수행 목적

표준진료지침(CP)의 개발 및 적용을 지원하고 효과를 모니터링 함으로써 의료의 질 향상 및 병원경영에 기여하기 위함이다.

업무 내용

1 ~4. 각 진료부서에서 CP 주제를 선정 후 CP 개발팀을 구성한다. 진료현황자료를 통해 변이분석 및 진료과정을 결정한다. 진료현황자료(환자명단, 1년 환자수, 재원일수, 의사처방 분석, 진료비분석 자료, 삭감내역, 삭감금액, 삭감사유, 검사시행 권장횟수 등)를 제공하며 이를 통해 객관적 정보에 근거하여 진료과정을 결정하도록 지원한다.

5 ~7. CP 개발 계획서를 질향상 위원회에서 심의(처방내용, 항생제, 보험기준, 각종 평가기준, 간호업무, 식이, 검사 등) 후 승인하고 CP 내용을 확정한다.

8. 진료과, 전산운영팀, 간호부, 의료질관리팀 등 관련 부서 협의 후 CP 전산프로그램을 개발한다. CP 전산프로그램 개발 범위는 CP order 등록 프로그램, CP 적용 프로그램, CP 활용결과 모니터링 프로그램 등이다.

9 ~11. 확정된 CP 내용을 토대로 CP order를 등록하고 CP 적용 및 활용이 정착될 수 있도록 교육하고 지원한다. CP drop 사유를 분석하여 필요시 개발팀과 협의를 통해 CP를 수정 보완한다. CP 개발 완료 후 CP 개발 최종 보고서를 접수한다.

12. CP 적용률, 완료율을 모니터링하여 환류하며 적용률과 완료율이 낮은 경우 분석을 통해 개선방안을 수립한다.

13. 주기적인 upgrade를 통해 최신의 진료소견이 반영될 수 있도록 지원한다.

업무수행 시 유의사항

1. 진료현황자료 조사 시 진료과, 원무심사팀, 전산운영팀과 협의 후 자료를 수집, 분석한다.
2. CP 승인 및 기타 안건으로 논의가 필요할 시 질향상위원회를 개최하고, CP 개발계획서와 CP 초안은 회의 개최전에 발송하여 위원들이 검토 후 회의 시 논의 및 승인하도록 한다. 회의록 작성 및 결재를 받고 회의결과 보고는 병원장에게 보고해야 한다.

● 표준진료지침(CP, Critical Pathway)

병원에서 적정진료를 할 수 있도록 질환·수술별 진료순서, 치료시점, 진료행위 등에 대해 미리 정하여 특정한 임상 상황에서 의료진과 환자의 결정을 도와주는 체계적이고 표준화된 진료지침을 뜻한다.

표준진료지침은 의료의 질을 보장하면서 재원 기간을 최소화 하는 등의 의료 재원 효율성을 높일 수 있는 방안으로, 환자만족도 증가를 위해 의료진의 인식 개선과 경영진의 의지가 필요하며, 의료 환경의 변화에 의료기관들이 능동적으로 대응해야 된다.

보건복지부와 국립중앙의료원 공공보건의료지원센터는 질환별 표준진료지침 가이드라인을 개발·배포하고 있어 신청절차를 거치면 민간병원에서도 표준진료지침을 활용할 수 있으니, 처음 표준진료지침을 작성하는 담당자라면 도움을 받을 수 있을 것이다.

출처 : 국립중앙의료원 https://www.nmc.or.kr

또 전문병원 평가에서 관절전문병원은 의료질평가 영역의 과정평가 지표에 수술별 CP 유무와 수술별 CP 적용건율을 보는 지표가 있어 필수적으로 개발 및 모니터링이 필요하다.

현실적으로 중소병원에서 표준진료지침을 개발하여 관리하기는 쉽지 않다. 물론 진료부의 적극적인 활동이 필요하지만 CP 담당자가 따로 배치되어 있지 않기 때문에 QI팀에서의 역할이 중요하다.

1. CP 주제 선정

각 진료과에서 CP 주제를 선정하는데, 비교적 수술이 간단하고, 입원기간이 짧은 질환을 선정하는 것이 좋으며, 우선적으로 DRG 수술에 대해 개발 및 적용하는 것을 추천한다.

2. 개발팀 구성

해당 CP를 주로 사용하는 진료과와 간호부, 약제팀, 영양팀, 심사팀, 의료질관리팀 등 해당 질환과 관련 있는 부서의 담당자로 구성하는 것이 좋다.

3. 진료현황 조사

진료과, 원무심사팀, 전산운영팀과 협조 요청을 통하여 자료를 수집, 분석한다.

환자명단, 1년동안 환자수, 재원일수, 의사처방 분석, 검사시행 권장횟수, 진료비분석, 삭감내역, 삭감금액, 삭감사유을 면밀히 분석하여 표준안을 작성한다.

4. 변이분석 및 진료과정 결정

변이분석이란 CP 적용기간 동안 일정 시간대에 계획된 내용이 이루어지지 않았거나 기대된 결과를 얻지 못한 상태를 말하며 CP에서 제시된 각 영역별 규정과 실제 임상에서의 적용상의 차이를 의미 한다.

사정, 처치, 검사, 투약, 퇴원일정 등에 대해 CP에서 제시하는 시기 및 진료행위와 임상에서의 수행시기 및 이행 여부간의 차이를 확인하고 객관적인 진료과정을 결정한다.

5. 질향상 위원회 승인

CP 개발 계획서 (처방내용, 항생제, 보험기준, 각종 평가기준, 간호업무, 식이, 검사 등)를 질향상 위원회에서 심의 후 승인하고 CP 내용을 확정한다.

6. 진료과, 전산운영팀, 간호부, 의료질관리팀 등 관련 부서 협의 후 CP 전산프로그램을 개발한다.

CP 전산프로그램 개발 범위는 CP order 등록 프로그램, CP 적용 프로그램, CP 활용결과 모니터링 프로그램 등이다.

7. **전산프로그램 개발이 완료되면 확정된 CP내용을 토대로 CP order를 등록 하고 CP 적용 및 활용이 정착될 수 있도록 관련 직원을 대상으로 교육하고 지원한다.**

8. **CP drop사유를 분석하여 필요시 개발팀과 협의를 통해 CP를 수정 보완한다. CP 개발 완료 후 CP 개발 최종 보고서를 접수한다.**

9. **분기별 CP 모니터링 보고서를 작성한다.**

CP 적용률, 완료율, 추가 처방 발생률, Drop 사유분석, 평균 재원일 수, 재원일 수 준수율, DRG진료비와 행위별 진료비 비교 등을 모니터링하여 환류하며 적용률과 완료율이 낮은 경우 분석을 통해 개선방안을 수립한다.

10. **주기적인 upgrade를 통해 최신의 진료소견이 반영될 수 있도록 지원한다.**

● 용어의 정의

1. CP 적용률(%) $\dfrac{\text{CP적용건수}}{\text{전체퇴원환자수}} \times 100$

정의 : 전체 퇴원환자 중 CP 적용 비율

2. CP 완료율(%) $\dfrac{\text{CP완료건수}}{\text{CP적용건수}} \times 100$

가. 정의: CP 적용환자 중 CP를 완료(정상종료)한 환자 비율

나. CP 적용 건수: CP를 적용한 퇴원환자 수

다. CP 완료 건수: CP 적용 후 Drop Out 하지 않고 정상 종료된 퇴원환자 수

3. 추가 처방 발생률(%) $\frac{\text{추가처방건수}}{\text{CP완료건수}} \times 100$

가. 정의: CP 완료 환자 중 추가 처방을 발생한 환자 비율

나. CP 완료 건수: CP를 완료한 퇴원환자 수

다. 추가 처방 건수: CP 적용환자 중 CP 등록프로그램에 등록된 정규처방 (단, CP 예비처방에 등록된 처방이 추가된 경우는 포함) 외 추가 처방이 발생한 퇴원환자 수(환자 1명당 추가 처방이 1개 이상 발생할 경우 환자수는 1명으로 간주함)

4. Drop 사유분석

치료일정 변경, 퇴원일정 변경, 투약 변경, 추가 검사등

5. 평균 재원일 수, 재원일 수 준수율, 평균 입원진료비 총액, 삭감명세는 CP 적용 후 완료한 환자를 대상으로 분석

[예시]

Critical Pathway(CP) 개발 계획서

진료과		담당 교수		연락처	

CP 주제	백내장 초음파 수정체 유화술 및 인공 수정체 삽입술 (단안,양안)	
활동배경 및 CP 개발의 목적	단순 백내장으로 외래 낮병동에 입원하여 이루어지는 백내장 초음파 수정체 유화술 및 인공 수정체 삽입술을 받는 환자에서 수술 전 후 치료의 표준화 및 효율적 관리	
팀 구성	진료부, 간호부, 원무심사팀, 영양팀, 의료질관리팀	
CP를 통한 개선 point (핵심지표)	건당 입원진료비, CP 적용률, CP 완료율	
적용 기준	적용 범위	외래를 통해 입원
	적용 대상 (CP Inclusion)	수술 전 외래 검사 상 단순 백내장으로 진단 받고 백내장 초음파 수정체 유화술 및 인공 수정체 삽입술을 받은 환자 상병: H25.00, H25.01, H25.02, H25.09, H25.10, H25.11, H25.12, H25.19, H25.20, H25.21, H25.22, H25.29, H25.80, H25.81, H25.82, H25.89, H25.90, H25.91, H25.92, H25.99, H26.00, H26.01, H26.02, H26.09, H26.10, H26.11, H26.12, H26.19, H26.200, H26.201, H26.202, H26.209, H26.280, H26.281, H26.282, H26.289, H26.30, H26.31, H26.32, H26.39, H26.80, H26.81, H26.82, H26.89, H26.90, H26.91, H26.92, H26.99

	제외 대상 (CP Exclusion)	단순 백내장이 아닌 경우(거짓 비늘 증후군, 녹내장 동반, 망막 수술 과거력, 고도 근시, 각막혼탁, 각막이식수술 과거력, 외상성 백내장, 선천성 백내장, 과숙백내장)
	중단 사유 (CP Drop)	수술 후 합병증, 재원 기간 연장 필요시(개인사정, 통증), 수술 중 합병증(후낭파열, 렌즈탈구, 망막박리, 홍체파열), 수술 중 유리체절제술 합병이 필요한 경우
기타 처방	수술 중 사용되는 주사제 (BSS 용액에 섞는 용도)	Epinephrine Inj 1mg/A
항생제	주사	없음
	경구	없음
자료수집	조사대상	의무기록, 환자
	조사도구	조사표
	조사방법	기록조사
특이사항		

백내장 초음파 수정체 유화술 및 인공수정체 삽입술(의료진용)

항목	수술 전 외래	수술일
		pre op
major goals	수술 전 환자 전신상태 및 눈 상태 파악 (history taking & physical examination)	수술 전 준비 (final confirm for OP)
임상관찰 및 측정	• 세극등현미경 검사 • 안압측정 • 정밀안저검사(양안) • 굴절 및 조절 검사 • 광각안저촬영(양안) • 각막곡율반경측정	• Check V/S • 수술 부위 표지 확인 • 치아손상 여부 확인 • 산동 상태 확인 • 환의 뒤로 착용, 손목명찰 확인
서식	• 외래 진료 기록지 • Consultation sheet(필요시) • 수술 동의서 작성	• 입원초진 기록지 • 수술 전 기록 • 수술 전 상태 확인
처치		• 수술 부위 표지 • On call 시 OR 로 이동 (After self voiding)
검사	• 전산화각막형태검사 • LenSTAR 눈 계측검사 • 백내장초음파 (심한 백내장인 경우에 한함) • 각막내피세포검사 • Lab - CBC, Diff. count, Electrolyte, Routine admission, Routine urinalysis, PT, aPTT, Anti-HBs(CLA), HBs Ag(CLA) • EKG, Chest PA	
식이	• 상식	• 수술 1시간 전부터 금식

수술일			
	In OR	post-op	퇴원 시
	적절한 수술 중 관리	적절한 수술 후 관리	수술 상태 평가
	• Check V/S • 심전도 • 동맥산소 포화도	• Check V/S bid • Check BST qid (DM환자) • 의식수준 평가 • 수술부위 출혈 확인	• 수술부위 출혈 및 감염 확인 • 통증 정도 확인
	• 수술 후 기록 (환자 수술실 퇴실 전) • OP fee	• 수술기록지 (수술 후 48시간 이내) • 수술 후 경과 기록 (수술 당일)	• 퇴원기록지 작성 • 입원경과 • Discharge note • DRG 질 점검표
		• 안대 착용	
	• NPO	• Tolerable diet (수술 후 식이 가능)	• 상식

항목	수술 전 외래	수술일
		pre op
활동	• 일상생활	• 일상생활
투약		• Mydriacyl Eye Drop 1% 15ml/BT (수술 1시간 전 부터 수술 할 눈에 10분 간격으로 6회 점안, 수술 지연될 시 15분 간격으로 점안)
교육	• 복용 중인 약은 그대로 복용하도록 교육 (항응고제도 그대로 복용합니다.)	• 틀니, 속옷, 장신구, 화장, 매니큐어 등 제거 • 보호자 동반 • 수술실 입실 통지는 수술실 사정에 따라 시간은 가변적임을 설명
협진	• 필요시 협진	

	수술일		
	In OR	**post-op**	**퇴원 시**
	• Bed rest	• Bed rest	
	• Paracaine eye drop • Tropherine eye drop • Epinephrine 1mg/1ml/1A • Lidocaine Hcl • BSS soln	• Vigamox eye drop : 수술한 눈에 2시간마다 점안 • Ocumetholone eye dorp : 수술한 눈에 2시간 마다 점안 • 인공누액 수술한 눈에 2시간마다 점안	
	• 수술 시 움직이지 않도록 교육	• 수술 후 눈을 비비거나 만지지 않도록 교육 • 눈이 불편한 것이 있으면 의료진 또는 간호사에게 전달 할 것 • 진단서 같은 서류 필요한지 확인할 것	• 다음 외래 진료 시간 확인 • 수술 후 2주 정도는 눈을 비비거나 누르면 안 되고 이물질이 들어가거나 부딪히는 일이 없도록 조심 • 수술 후 2주 후부터 세수 가능 • 퇴원 후 샤워는 가능하나 꼭 얼굴을 제외하고 함 (눈에 물이 들어가면 안 됨) • 사우나, 수영장은 1달간 자제 • 파마 및 염색은 2달간 자제
			• 필요시 협진

백내장 초음파 수정체 유화술 및 인공수정체 삽입술(환자용)

항목	수술 전 외래	수술일
		수술 전
임상관찰 및 측정	• 백내장 정도 확인 • 눈 건조증 확인 • 백내장 이외에 시력에 영향을 주는 질환이 있는지 확인	• 활력 징후 측정 • 눈 수술할 부위: 산동 • 눈 수술 부위 표지 확인 • 당뇨가 있으면 당 검사
처치		• 산동제 점안 • 수술 부위 표지 • 틀니, 속옷, 장신구, 화장, 매니큐어 등 제거 • 환의 뒤로 착용, 손목명찰 확인 • 수술실에서 연락 오면 수술실로 이동 (수술실 사정에 따라 시간 변동 가능) • 수술실 가기 전에 소변을 봅니다.
검사	• 백내장 수술에 꼭 필요한 **인공수정체 도수 결정 검사** 실시 • 혈액 및 소변검사 • 가슴 X-ray 촬영, 심전도 검사	
식이	• 상식	• 수술 당일 → 수술 1시간 전부터 금식
활동	• 일상생활	• 일상생활
투약		• 산동제 점안 (수술 1시간 전부터 수술할 눈에 10분 간격으로 6회 투여, 수술 지연 시 15분 간격 투여)

수술일		
	수술 후	**퇴원**
	• 활력 징후 측정 • 수술부위 출혈 확인 • 당뇨가 있으면 당 검사	• 수술 부위 이상여부 확인 • 주치의 교수님 **회진 후 퇴원 결정**
	• 수술 부위 안약 점안 • 안대 착용	
	• 수술 후 식이 가능	• 상식
	• 침상안정	• 안정 4시간 후 퇴원 (입원 후 최소 6시간 뒤 퇴원가능) • 그 후에는 일상 활동 가능
	• 수술한 눈에 **항생제 안약 및 염증 조절 안약 2시간마다 점안** (잘 때는 점안 할 필요 없음) • 인공누액은 수시로 점안	

항목	수술 전 외래	수술일
		수술 전
설명 및 교육	• 수술동의서 작성을 미리 외래에서 합니다. • 현재 복용 중인 약은 그대로 복용하면 됩니다. (항응고제도 그대로 복용합니다.)	• 수술 당일 → 얼굴 화장 금지

수술일		
	수술 후	퇴원
	• 수술 후 눈을 비비거나 만지지 않도록 함. • 눈이 불편한 것이 있으면 의료진 또는 간호사에게 전달 할 것	• 다음 외래예약 (진료시간 확인) • 주치의가 지시한 대로 수술한 눈에 안약 점안합니다. • 수술 후 2주 정도는 눈을 비비거나 누르면 안 되고 이물질이 들어가거나 부딪히는 일이 없도록 조심합니다. • 수술 후 2주 후부터 세수 가능 • 퇴원 후 샤워는 가능하나 꼭 얼굴을 제외하고 합니다 (눈에 물이 들어가면 안 됨) • 사우나, 수영장은 1달간 자제 • 파마 및 염색은 2달간 자제

[예시] 회전근개 봉합술, 견봉성형술 Critical Pathway

구분			OP DAY	
			수술 전	수술 후
check V/S	V/S	8시간마다	8시간마다	OP올라오면 15분 후 , 30분 후, 1시간 후 → 이후 8시간마다
간호사에게 주요사항notify	환자 사정	• 간호정보 조사지 작성 • 검사 결과 확인 • 통증평가 • ROM 평가 확인 • 기능상태 평가 확인	• 금식여부 확인 • 수술 전 환자 준비 상태 확인 • self voiding 확인	• 수술부위 bleeding 확인 • 통증 평가 • 운동감각사정 • 배뇨 확인 • 배액양상 확인
	간호 중재	• 정서적 지지 • 안위도모	• 정서적 지지	• 정서적 지지
식이요법		• MN NPO	• NPO	• OP후 2시간동안 NPO → 물 → NRD
환자에게 주요사항 notify		• 입원생활 안내 • 수술에 대한 전반적인 정보제공 • 낙상예방 교육 • 수술후 운동요법 사전 교육	• 마취 후 주의사항 설명	• 침상안정 • 기침과 심호흡 격려 • 낙상 예방 교육

	POD #1	POD #2	POD #3	POD #4	POD #5 ~ 퇴원일	퇴원일
	8시간마다	8시간마다	8시간마다	8시간마다	8시간마다	8시간마다
	• 상처부위 출혈 양상 확인 • 운동과 자세 • 통증평가 • 수면양상 확인 • CMS 사정	• 상처부위 출혈 확인 • 운동과 자세 • 통증평가 • 수면양상 확인 • CMS 사정	• 상처부위 출혈 확인 • 운동과 자세 • 통증평가 • 수면양상 확인 • CMS 사정	• 상처부위 출혈 확인 • 운동과 자세 • 통증평가 • 수면양상 확인 • CMS 사정	• 상처부위 출혈 확인 • 운동과 자세 • 통증평가 • 수면양상 확인 • CMS 사정	• 상처부위 출혈 확인 • 운동과 자세 • 통증평가 • 수면양상 확인 • CMS 사정 • ROM 평가 확인 • 기능상태 평가 확인
	• 정서적 지지	• 정서적 지지	• 정서적 지지	• 정서적 지지	• 정서적 지지	• 정서적 지지
	• NRD	• NRD	• NRD	• NRD	• NRD	• NRD
	• 낙상예방 교육 • self ROM 교육	• 낙상예방 교육 • self ROM 교육	• 낙상예방 교육 • self ROM 교육	• 낙상예방 교육 • self ROM 교육	• 낙상예방 교육 • 퇴원예고	• 낙상예방 교육 • 퇴원약 복약 지도 • 외래 방문일 안내 • 상처 관리 방법 교육

구분			OP DAY	
			수술 전	수술 후
검사 및 처치	진단 검사	• EKG • PFT • U/A • preop lab		
	방사선 검사	• Chest PA • preop x-ray • Abdomen USG • Echocardiogram • 감각통증 검사 • MRI		
	협진	• 내과 • 마취과		
	처치	• 수술 동의서 확인 • 수술 부위 확인		• PCA keep • drain keep • brace keep • ICE pack apply
투약	INJ	• 항생제 (AST :)	• 수액요법 • 항생제 투여	• 수액요법 • 항생제 투여
	PO	• self PO		• 경구약 투여

	POD #1	POD #2	POD #3	POD #4	POD #5 ~ 퇴원일	퇴원일
	• CBC • LFT					• f/u lab
	• shoulder x-ray				• postop MRI	• shoulder x-ray
	• PCA keep • drain keep • brace keep • ICE pack apply • wound dressing	• PCA remove • drain remove • brace keep • ICE pack apply • wound dressing	• brace keep • ICE pack apply • wound dressing	• brace keep • wound dressing	• brace keep • wound dressing	• brace keep • wound dressing
	• 수액요법 • 항생제 투여	• 수액요법 • 항생제 투여	• 수액요법 • 항생제 투여	• 수액요법 • 항생제 투여	• PRN) 디크놀	• PRN) 디크놀
	• 경구약 투여	• 경구약 투여	• 경구약 투여	• 경구약 투여	• 경구약 투여	• 퇴원 • home medication 처방

VII

지표관리

직무 분장	주요 업무
지표관리 업무	부서별 지표관리 지원 업무

업무 흐름

1. 지표정의서 제출 공문 발송
2. 지표정의서 검토 및 컨설팅
3. 질향상위원회 심의
4. 지표주제 선정 및 선정결과 통보
5. 지표관리 보고서 제출 공문 발송
6. 지표관리 보고서 검토 및 컨설팅
7. 종합 지표관리 보고
8. 위원회 보고, 결과 공유

업무수행 목적

의료의 질 향상, 환자안전, 고객만족도 향상, 각종 평가 대비, 효과적인 지표관리 활동을 전개하도록 지원하여 병원 신뢰도 향상을 목적으로 부서에서 달성하고자 하는 목표를 설정하여 경영성과를 재고함을 목적으로 한다.

업무 내용

1~2. ① 지표정의서를 검토하고 확정한다.

② 병원 전체 부서를 대상으로 지표 정의서 제출 공문을 발송한다.

③ 제출받은 정의서를 검토하고 지표 정의, 자료 수집 및 분석 등을 컨설팅한다.

3~4. ① 지표 정의, 측정 근거, 측정 방법 및 빈도, 의료기관 차원의 지표모니터링 및 환자안전 계획과의 연관성 등을 검토하여 질향상위원회 심의를 거쳐 지표 주제를 선정한다.

② 선정 결과를 해당 부서에 통보하여 지표정의서에 명시된 측정 빈도에 따라 모니터링 하고 관련 부서와 결과를 공유하여 필요시 개선 활동을 수행하도록 한다.

5~8 ① 지표관리 보고서 제출 공문을 발송한다.

② 제출받은 보고서 내용을 검토하고 모니터링 결과분석, 개선 활동, 효과평가 등을 컨설팅하여 지표관리 활동을 지원한다.

③ 지표관리 결과를 분기별로 병원장과 환자안전위원회, 질향상위원회에 보고한다.

업무수행 시 유의사항

지표관리 주제는 의료기관평가인증원 인증기준과 기관의 규정, 각종 평가에 따라 기획하고, 분석 주기에 맞게 관리한다.

동서고금을 막론하고 수많은 리더가 여전히 피터 드러커의 철학에 공감하는 이유는 무엇일까?

그는 오스트리아에서 태어나 독일에서 공부한 뒤 영국으로 건너가 은행업에 종사하다가 미국에서 경영 컨설턴트, 교육가, 작가 등으로 활동하였다.

"If you can't measure it, You can't manage it" 측정할 수 없으면 관리할 수 없다는 피터 드러커의 말은 지표관리에서 빠질 수 없는 유명한 명언이다. 대부분 기업은 경영이라는 큰 숲을 보지 못하고 비용 절감과 단기성과 위주의 경영을 하고 있다. 기업이 가진 강점을 최대한 살려 경제적·사회적으로 가치 있는 성과를 올리는 것이 경영의 본질인데도 말이다.

QI 담당자로서의 역할 중 지표관리는 중요한 부분이다.

우리병원의 강점을 개발하고 약점을 보완하여 매니지먼트를 통한 우리의 고객을 충성고객으로 만들 수 있도록 노력하는 일. 이러한 사명감이 지표관리에 녹아 있어야 한다고 생각한다.

피터 드러커가 말하는 매니지먼트 원칙을 한마디로 요약하면 "강점 위에 구축하라. Build on your strength."이다. [피터 드러커 어떻게 경영할 것인가, 후지타가쓰토시 지음 인용]

지표는 의료기관이 달성하고자 하는 목표에 맞추어 현재 수행되는 기능 및 과정 수준을 정확하고 신뢰성 있게 정량적으로 나타낸 측정도구이며[The Joint Commision, 1993] 국가 차원의 질 평가 정책이 갈수록 강화되고 있어 의료기관인증평가, 요양급여 적정성 평가, 의료 질 평가 지원금에 활용되고 있어 체계적인 관리가 필요하다.

의료기관평가인증원 급성기병원 인증기준(4주기) 13장 성과관리는 기관에 맞게 지표를 관리하고 있는지를 평가하는 것으로 다음과 같은 내용을 참고하여 철저한 준비가 필요하다.

1단계 : 평가내용

가. 지표관리 주기별로 모니터링을 시행하고 결과를 분석하는지 여부 확인

나. 분석 결과를 부서장 및 경영진, 위원회에 보고하는지 확인

다. 지표관리 결과를 관련 직원과 공유하는지 확인

라. 개선 활동 수행 내용 포함 유무 확인

2단계 : 개선 활동 수행 정도를 판단한다.

상 : 목표 미달성 시 개선 활동 수행, 활동 결과에 대한 평가

중 : 주기적 성과지표 산출

하 : 산출된 성과지표 없음

[13.1 환자안전 영역]

조사항목		조사 결과
1	환자 확인 관련 지표를 관리한다.	□상 □중 □하
2	의사소통 관련 지표를 관리한다.	□상 □중 □하
3	수술, 시술 관련 지표를 관리한다.	□상 □중 □하
4	낙상 관련 지표를 관리한다.	□상 □중 □하
5	손 위생 수행 관련 지표를 관리한다.	□상 □중 □하
6	욕창 관련 지표를 관리한다.	□상 □중 □하

[13.2 진료영역]

조사항목		조사 결과
1	구두 처방 관련 지표를 관리한다.	□상 □중 □하
2	감염 관리 지표를 관리한다.	□상 □중 □하
3	환자평가 관련 지표를 관리한다.	□상 □중 □하
4	협의 진료 관련 지표를 관리한다.	□상 □중 □하

조사항목		조사 결과
5	심폐소생술 관련 지표를 관리한다.	□상 □중 □하
6	진단검사 관련 지표를 관리한다.	□상 □중 □하
7	영상 검사 관련 지표를 관리한다.	□상 □중 □하
8	병리 검사 관련 지표를 관리한다.	□상 □중 □하
9	마취 및 진정 관련 지표를 관리한다.	□상 □중 □하
10	혈액제제 관련 지표를 관리한다.	□상 □중 □하
11	응급실 관련 지표를 관리한다.	□상 □중 □하
12	모성 및 신생아 관련 지표를 관리한다.	□상 □중 □하
13	사망률 관련 지표를 관리한다.	□상 □중 □하
14	의약품 사용 관련 지표를 관리한다.	□상 □중 □하
15	의무기록 관련 지표를 관리한다.	□상 □중 □하

[13.1 환자안전 영역]

조사항목		조사 결과
1	이용도 관련 지표를 관리한다.	□상 □중 □하
2	재무관리 관련 지표를 관리한다.	□상 □중 □하
3	인사관리 관련 지표를 관리한다.	□상 □중 □하
4	직원교육 관련 지표를 관리한다.	□상 □중 □하
5	직원 안전 관련 지표를 관리한다.	□상 □중 □하
6	환자 만족도 관련 지표를 관리한다.	□상 □중 □하

지표관리 체계

지표관리는 의료기관 차원에서 관리가 필요하거나 외부기관평가에 필요한 지표, 또는 부서 차원에서 관리가 필요한 지표를 매년 선정하여 1년 동안 성과를 관리하고, 목표 미달 시 개선 활동을 통해서 성과를 높일 수 있도록 하는 과정이다.

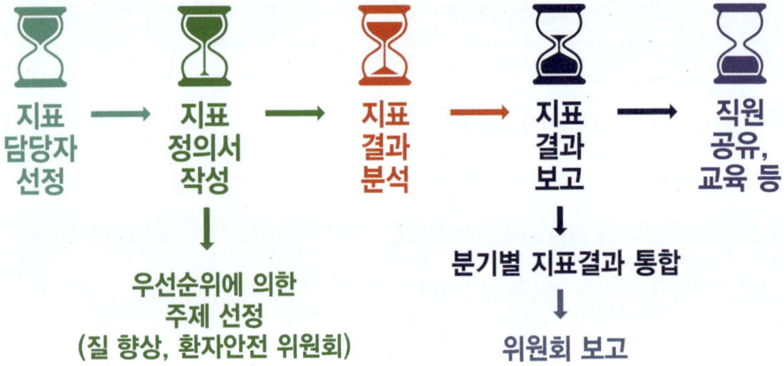

지표 담당자 선정
지표 정의서 작성
우선순위에 의한 주제 선정 (질 향상, 환자안전 위원회)
지표 결과 분석
지표 결과 보고
분기별 지표결과 통합
위원회 보고
직원 공유, 교육 등

1. 지표 담당자 선정

부서의 지표 담당자는 근무 부서의 업무에 대해 잘 이해하고 있으며, 통계 및 분석 능력을 갖춘 자로 선정하는 것이 좋다. 하지만 중소병원 현실에서 능력을 갖춘 직원을 선정하기는 어려운 것이 현실이다. 매년 1회 이상 기관에서 지표 담당자를 대상으로 집체 교육을 통해 지표관리에 대해 교육을 이수하도록 하고 있어 지표관리의 경험이 부족하다고 하더라도 관심과 열정을 갖춘 직원이라면 누구든 가능하다. 지표 담당자는 직무기술서 작성 시 지표 담당자 및 지표교육 내용이 반드시 기록되어 있어야 한다.

2. 지표 정의서 작성

매년 말 차기 연도 부서 차원, 의료기관 차원의 지표관리를 위한 지표정의서를 작성한다. 지표 정의서에는 지표명, 선정 근거, 지표 정의, 목표설정, 자료 수집, 자료 분석, 모니터링 주기, 보고 주기 및 체계, 환류 방법을 작성한다.

● 지표 우선순위 선정기준

지표선정은 부서에서 제출된 지표 정의서를 수합하고 목록화하여 질향상위원회에 지표선정 안건을 상정하고, 위원회에서 우선순위 선정기준에 근거하여 Scoring 후 지표를 선정하면, 1년 동안 지표 관리 주기에 따라 관리 및 개선 활동을 수행한다.

기준(Criteria)	점수(Scoring)		
	1	3	9
병원의 미션/비전, 전략	낮음(Low)	중간(Medium)	높음(High)
환자 및 직원의 안전	낮음 (Low or not related)	중간 (Moderately related)	높음 (Directly related)
다빈도, 고위험	낮음(Low)	중간(Medium)	높음(High)
내/외부 고객에게 미치는 영향	낮음(Low)	중간(Medium)	높음(High)
각종 외부 평가	낮음 (Low or not related)	중간 (Moderately related)	높음 (Directly related)
개선 활동 용이성	낮음(Low)	중간(Medium)	높음(High)

[예시] 지표우선순위 선정표

연번	구분	지표명	관리 부서	병원의 미션/비전, 전략	환자/직원 안전	내외부 고객에게 미치는 영향	다빈도	각종 외부 평가	개선 용이성	총점	선정
1	환자 안전 영역	환자 확인율	의료질 관리팀								
2		안전한 처방 관리	의료질 관리팀								
3		마취유도 전 타임아웃 시행률	수술실								
4		수술/시술 부위 표시 관리	병동 간호팀								
5		낙상 관리	의료질 관리팀								
6		손위생 수행률	감염관리실								
7		욕창 관리	의료질 관리팀								
8		구두 처방 관리	의료질 관리팀								

● 자료 수집 계획

What(무엇을)	· 지표 주제 선정 · 분자, 분모 정의 · 포함되는 집단, 제외되는 집단 선정 · 표본 수 선정
Who(누가)	· 담당부서, 담당자 선정
When(언제)	· 자료수집 빈도, 보고 주기 결정
How(어떻게)	· 자료수집원(설문지, EMR, 모니터링 등) · 자료 측정 시기(후향적, 전향적) · 자료분석 방법(평균, 백분율, 건수 등) · 데이터 검증

● 자료 수집 방법

설문조사	· 조사하고자 하는 내용을 설문지 양식으로 개발하여 조사
기록조사	· 의무기록, 행정기록, 전산자료
관찰조사	· 관찰을 통해 주제에 관련된 여러 현상을 조사
면접조사	· 지정된 조사 대상을 방문, 면접

● 목표설정

목표 설정 방법	· 과거 정보를 감안하여 설정 · 동종의 유사기관, 공신력 있는 기관의 실적 및 통계자료 등 벤치마킹 자료 활용 · 의료기관 인증조사 항목 충족기준 : 90% 이상
목표설정 체크리스트	· 근거가 될 만한 기준(base line)이 있는가? · 현재의 수준은 어떠한가? · 무엇을 얻고자 하는가? · 미래의 성과수준을 가늠해 볼만한 트렌드가 있는가? · 과거의 성과정보를 통해 미래의 성과를 예측할 수 있는가? · 동종의 유사기관에서 이미 설정해 놓고 있는 타겟이 있는가? · 현재 조직의 예산과 인력 등으로 달성할 수 있는가? · 법률적 또는 정치적으로 달성하기 어렵지는 않은가? · 충분히 도전적인가?

● 자료 검증

자료 검증이 요구되는 시점	· 신규 측정 지표가 이행될 때 · 의료기관의 홈페이지 또는 기타 방법으로 자료가 공개 될 경우 · 기존의 지표 측정 방법이 변경된 경우 예) 자료수집 도구, 절차 또는 자료 추출 방법이 변경되거나 담당직원이 변경된 경우 · 기존 지표 측정에서 얻은 자료가 달라졌거나 그 이유를 설명할 수 없는 경우 · 자료 출처가 변경된 경우 · 자료수집 대상이 변경된 경우 예) 환자 평균연령, 동반 프로토콜변경, 신규 임상 지침 도입, 신기술 및 치료방법 도입 등

● 지표 정의서 작성법

지표관리(Monitoring) 정의서

부서명	의료질관리팀	담당자 / 부서장		연락처	

지 표 명	환자확인율	
선정근거 (선정배경)	환자확인의 오류는 의료기관 내에서 가장 심각한 결과를 초래할 수 있는 환자안전 문제 중의 하나로, 진단 및 치료와 관련된 모든 과정에서 발생할 수 있다. 이에 지표관리를 통해 환자확인율을 향상시켜 환자확인 오류를 예방하고 환자안전을 보장하고자 한다.	
지표설명 (용어정의)	환자확인 시행시점의 환자확인을 관찰한 건수 중에서 두 가지 이상의 환자정보를 이용하여 환자확인을 시행한 건수의 비율 ※ 환자확인 시행시점 1. 약물 투여 직전 2. 혈액 및 혈액제제 투여 직전 3. 진단을 위한 검사 및 검체 채취 직전 4. 진료, 시술 및 치료 직전 5. 환자 이송 시 6. 기타 환자확인이 필요한 경우	
지표정의	분 자	두 가지 이상의 환자정보를 이용하여 환자확인을 시행한 건수
	분 모	환자확인 시행 시점의 환자확인 총 관찰 건수
	제외대상	■ 없음 □ 있음( )
목표설정	목 표	환자확인율 90% 이상
	목표기준	의료기관 인증조사 '상'등급기준

가운데 정렬

지표명

~율(률), ~건수 등과 같이 수치화할 수 있도록 명확히 제시

목표설정

외부 평가기관, 문헌, 전년도 결과 등 객관적인 자료를 기준으로 제시

자료수집	조사대상	환자확인 시행 시점의 5개 이상 장소에서 환자확인을 시행하는 교직원 (응급실, 병동, 외래, 중환자실, 검사실별)	□ 전수 ■ 표본	
	조사도구	□ 설문지 ■ 조사표 □ 전산자료 □ 기타( )		
	조사방법	□ 설문조사 □ 기록조사 ■ 관찰조사 □ 기타( )		
자료분석	통계방법	Excel을 이용한 빈도분석		
	분석도구	■ 런차트 ■ 막대그래프 □ 관리도 □ 히스토그램 □ 원그래프 □ 기타( )		
모니터링 주기	자료산출주기	□ 매월 ■ 분기 □ 반기 □ 연1회 □ 기타( )		
	분석주기	□ 매월 ■ 분기 □ 반기 □ 연1회 □ 기타( )		
보고주기	□ 매월 ■ 분기 □ 반기 □ 연1회 □ 기타( )		QI팀 제출	■ 유 □ 무
보고체계	지표관리 담당자 → QI팀장 → 기획실장 → 병원장			
환류방법 (feed back)	1. 위원회 보고(환자안전위원회, 질향상위원회) 2. 관련 부서 공문 회람 3. 그룹웨어 원내게시판을 통한 전 직원 공유			

체크

자료산출주기

결과값이 '월'이면 산출주기는 '매월'

분석주기

3개월간 분석, 환류하고 개선활동을 한다면 분석주기는 '분기'

반드시 병원장 보고

[예시] 지표 정의서 양식

______년 지표관리(Monitoring) 정의서

<table>
<tr><td rowspan="2">부서명</td><td rowspan="2"></td><td>담당자</td><td></td><td rowspan="2">연락처</td><td rowspan="2"></td></tr>
<tr><td>부서장</td><td></td></tr>
</table>

<table>
<tr><td>지 표 명</td><td colspan="3"></td></tr>
<tr><td>선정 근거
(선정 배경)</td><td colspan="3"></td></tr>
<tr><td>지표설명
(용어 정의)</td><td colspan="3"></td></tr>
<tr><td rowspan="3">지표 정의</td><td>분 자</td><td colspan="2"></td></tr>
<tr><td>분 모</td><td colspan="2"></td></tr>
<tr><td>제외 대상</td><td colspan="2">□ 없음
□ 있음( )</td></tr>
<tr><td rowspan="2">목표설정</td><td>목 표</td><td colspan="2"></td></tr>
<tr><td>목표 기준</td><td colspan="2">(외부 평가기관, 법률, 우수 실무사례(문헌 등) 등이 정한 기준과의 비교)</td></tr>
<tr><td rowspan="3">자료 수집</td><td>조사 대상</td><td></td><td>□ 전수 □ 표본</td></tr>
<tr><td>조사 도구</td><td colspan="2">□ 설문지 □ 조사표 □ 전산자료 □ 기타( )</td></tr>
<tr><td>조사 방법</td><td colspan="2">□ 설문조사 □ 기록조사 □ 관찰조사 □ 기타( )</td></tr>
<tr><td rowspan="2">자료 분석</td><td>통계 방법</td><td colspan="2">(예) Excel을 이용한 빈도분석, 백분율, 평균 등/ SPSS를 이용한 빈도분석 등</td></tr>
<tr><td>분석 도구</td><td colspan="2">□ 런차트 □ 막대그래프 □ 관리도 □ 히스토그램
□ 원그래프 □ 기타( )</td></tr>
<tr><td rowspan="2">모니터링
주기</td><td>자료산출
주기</td><td colspan="2">□ 매월 □ 분기 □ 반기 □ 연 1회 □ 기타( )</td></tr>
<tr><td>분석 주기</td><td colspan="2">□ 매월 □ 분기 □ 반기 □ 연 1회 □ 기타( )</td></tr>
<tr><td>보고 주기</td><td>□ 매월 □ 분기 □ 반기 □ 연 1회
□ 기타( )</td><td>QI팀 제출</td><td>□ 유 □ 무</td></tr>
<tr><td>보고체계</td><td colspan="3">(예) 지표관리 담당자 → 주임/팀장 → 부장 → 부원장 → 병원장 등</td></tr>
<tr><td>환류 방법
(feed back)</td><td colspan="3">(예) 부서 내 직원공유(직원회의 등), 원내 게시판, 공문회람, E-mail 회람, 포스터 게시, 반드시 OOO위원회 보고</td></tr>
</table>

[예시] 환자 확인율 지표 정의서

______년 지표관리(Monitoring) 정의서

<table>
<tr><td rowspan="2">부서명</td><td rowspan="2">의료질관리팀</td><td>담당자</td><td>000</td><td rowspan="2">연락처</td><td rowspan="2">000-0000</td></tr>
<tr><td>부서장</td><td>000</td></tr>
</table>

<table>
<tr><td>지 표 명</td><td colspan="2">환자 확인율</td></tr>
<tr><td>선정 근거
(선정 배경)</td><td colspan="2">환자 확인의 오류는 의료기관 내에서 가장 심각한 결과를 초래할 수 있는 환자안전 문제 중의 하나로, 진단 및 치료와 관련된 모든 과정에서 발생할 수 있다. 이에 지표관리를 통해 환자 확인율을 향상시켜 환자 확인 오류를 예방하고 환자안전을 보장하고자 한다.</td></tr>
<tr><td>지표설명
(용어 정의)</td><td colspan="2">환자 확인 시행 시점의 환자 확인을 관찰한 건수 중에서 두 가지 이상의 환자 정보를 이용하여 환자 확인을 시행한 건수의 비율

※ 환자 확인 시행 시점
1. 약물 투여 직전 2. 혈액 및 혈액제제 투여 직전
3. 진단을 위한 검사 및 검체 채취 직전 4. 진료, 시술 및 치료 직전
5. 환자 이송 시 6. 기타 환자 확인이 필요한 경우</td></tr>
<tr><td rowspan="3">지표 정의</td><td>분 자</td><td>두 가지 이상의 환자 정보를 이용하여 환자 확인을 시행한 건수</td></tr>
<tr><td>분 모</td><td>환자 확인 시행 시점의 환자 확인 총 관찰 건수</td></tr>
<tr><td>제외 대상</td><td>■ 없음
□ 있음( )</td></tr>
</table>

<table>
<tr><td rowspan="2">목표설정</td><td>목 표</td><td colspan="3">환자 확인율 98.6% 이상</td></tr>
<tr><td>목표 기준</td><td colspan="3">1. 의료기관 인증조사 '상' 등급 기준
2. 2022년 환자 확인율 : 98.6%</td></tr>
<tr><td rowspan="3">자료 수집</td><td>조사 대상</td><td colspan="2">환자 확인 시행 시점의 5개 이상 장소에서 환자 확인을 시행하는 교직원 (응급실, 병동, 외래, 중환자실, 검사실별)</td><td>□ 전수 ■ 표본</td></tr>
<tr><td>조사 도구</td><td colspan="3">□ 설문지 ■ 조사표 □ 전산자료 □ 기타( )</td></tr>
<tr><td>조사 방법</td><td colspan="3">□ 설문조사 □ 기록조사 ■ 관찰조사 □ 기타( )</td></tr>
<tr><td rowspan="2">자료 분석</td><td>통계 방법</td><td colspan="3">Excel을 이용한 빈도분석</td></tr>
<tr><td>분석 도구</td><td colspan="3">■ 런차트 ■ 막대그래프 □ 관리도 □ 히스토그램
□ 원그래프 □ 기타( )</td></tr>
<tr><td rowspan="2">모니터링 주기</td><td>자료산출 주기</td><td colspan="3">□ 매월 ■ 분기 □ 반기 □ 연 1회 □ 기타( )</td></tr>
<tr><td>분석 주기</td><td colspan="3">□ 매월 ■ 분기 □ 반기 □ 연 1회 □ 기타( )</td></tr>
<tr><td>보고 주기</td><td colspan="2">□ 매월 ■ 분기 □ 반기 □ 연 1회
□ 기타( )</td><td>QI팀 제출</td><td>■ 유 □ 무</td></tr>
<tr><td>보고체계</td><td colspan="4">지표관리 담당자 → QI 팀장 → QI 실장 → 병원장</td></tr>
<tr><td>환류 방법 (feed back)</td><td colspan="4">1. 위원회 보고(환자안전위원회, 질향상위원회)
2. 관련 부서 공문회람
3. 그룹웨어 원내 게시판을 통한 전 직원공유</td></tr>
</table>

[예시] 환자 확인 관찰 조사표

1. 관찰내용: ①진료 ②처치 및 시술 전 ③검체 채취 ④이송 ⑤투약

2. 직종: ①의사(교수) ②간호사 ③전담간호사 ④의료기사 ⑤간호조무사,

3. 관찰장소: 조사장소를 직접기입

4. 평가 기준: 환자 확인은 2가지 환자 정보(환자 이름과 등록번호)를 사용하여 한다. (★ 입원환자 환자 확인은 손목 명찰 또는 발목 명찰로 확인)

5. 유의점: 반드시 2가지 환자 정보를 사용하고 개방형 질문을 하는

연번	환자 확인 여부	환자 확인 정보
1	☐ YES ☐ NO	☐ 환자이름 ☐ 등록번호 ☐ 생년월일
2	☐ YES ☐ NO	☐ 환자이름 ☐ 등록번호 ☐ 생년월일
3	☐ YES ☐ NO	☐ 환자이름 ☐ 등록번호 ☐ 생년월일
4	☐ YES ☐ NO	☐ 환자이름 ☐ 등록번호 ☐ 생년월일
5	☐ YES ☐ NO	☐ 환자이름 ☐ 등록번호 ☐ 생년월일
6	☐ YES ☐ NO	☐ 환자이름 ☐ 등록번호 ☐ 생년월일
7	☐ YES ☐ NO	☐ 환자이름 ☐ 등록번호 ☐ 생년월일
8	☐ YES ☐ NO	☐ 환자이름 ☐ 등록번호 ☐ 생년월일
9	☐ YES ☐ NO	☐ 환자이름 ☐ 등록번호 ☐ 생년월일
10	☐ YES ☐ NO	☐ 환자이름 ☐ 등록번호 ☐ 생년월일

⑥혈액, 혈액제제 투여 ⑦검사시행 ⑧접수 ⑨수납 ⑩배식 ⑪설명

조무원 ⑥약사 ⑦행정

확인한다. 등록번호로 확인할 수 없는 경우 생년월일을 이용하여 확인

경우만 환자 확인 여부 "예"

	환자 참여: 개방형 질문	관찰내용	직종	관찰장소
	☐ YES ☐ NO ☐ 미해당			
	☐ YES ☐ NO ☐ 미해당			
	☐ YES ☐ NO ☐ 미해당			
	☐ YES ☐ NO ☐ 미해당			
	☐ YES ☐ NO ☐ 미해당			
	☐ YES ☐ NO ☐ 미해당			
	☐ YES ☐ NO ☐ 미해당			
	☐ YES ☐ NO ☐ 미해당			
	☐ YES ☐ NO ☐ 미해당			
	☐ YES ☐ NO ☐ 미해당			

3. 지표결과 분석

런챠트

시간에 따른 추세와 경향을 파악

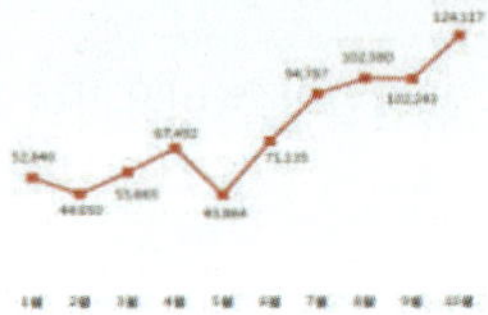

막대그래프

집단간 차이

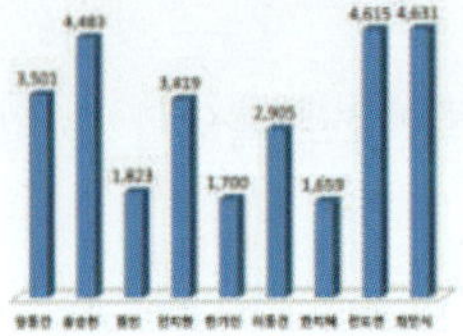

원그래프

구성비율

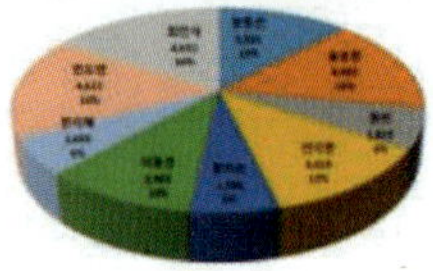

파레토챠트

범주별 기여율

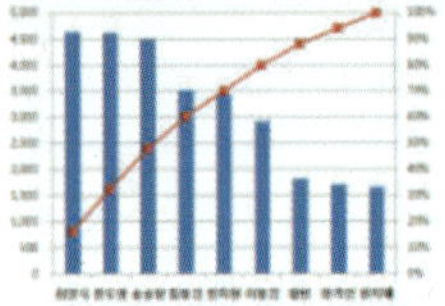

히스토그램

연속형 변수를 범주형으로 구분

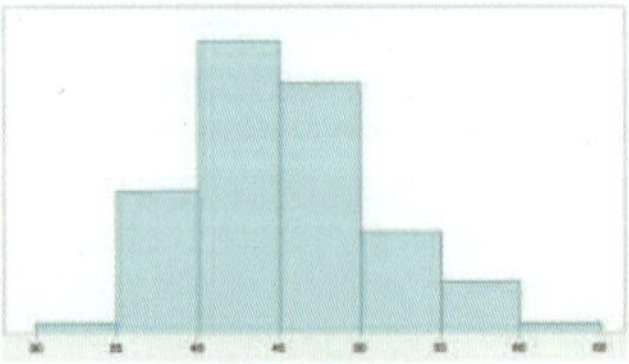

4. 지표결과 보고

"지표관리 결과보고서 작성법"

2022 년 1 분기 지표관리(Monitoring) 결과보고서

부서명	의료질관리팀(QI)	담당자 / 부서장		연락처	

지표명	환자확인율
지표정의	분자 : 두 가지 이상의 환자정보를 이용하여 환자확인을 시행한 건수 분모 : 환자확인 시행 시점의 환자확인 총 관찰 건수 제외대상 : ■ 없음 □ 있음( )
목표	환자확인율 90.0% 이상
분석도구	■ 런차트 ■ 막대그래프 □ 관리도 □ 히스토그램 □ 원그래프 □ 기타( )
분석주기	□ 매월 ■ 분기 □ 반기 □ 연1회 □ 기타( )
조사기간	2022년 3월 28일 ~ 2022년 4월 1일

결과값	구분	2021년			2022년
		2분기	3분기	4분기	1분기
	분자	297	227	226	299
	분모	316	237	230	301
	값(%)	94.0	95.8	98.3	99.3

구분, 분자, 분모, 값(단위)로 표시

지표관리 정의서와 내용, 서식 동일하게 작성

해당 분기 붉은 색 테두리로 표시

결과값 분모, 분자값 모두 작성

표 작성 시 4분기의 값을 입력

자료산출주기 : 분기
자료분석주기 : 분기

결과값	구분	2021년			2022년
		2분기	3분기	4분기	1분기
	분자	297	227	226	299
	분모	316	237	230	301
	값(%)	94.0	95.8	98.3	99.3

자료산출주기 : 매월
자료분석주기 : 분기

결과	결과값	구분	2021년									2022년		
			2분기			3분기			4분기			1분기		
			4월	5월	6월	7월	8월	9월	10월	11월	12월	1월	2월	3월
		분자	1	0	0	1	6	2	3	2	1	3	4	7
		분모	173	176	173	173	174	176	183	182	182	188	187	183
		이직률(%)	0.58	0	0	0,58	3,45	1,14	1,64	1,10	0,55	1,60	2,14	3,83
		분기평균(%)	0,19			1,72			1,10			2,51		

결과값이 건수인 경우

구분	2021년									2022년		
	2분기			3분기			4분기			1분기		
	4월	5월	6월	7월	8월	9월	10월	11월	12월	1월	2월	3월
월별 건수	0	2	3	0	0	2	1	2	0	2	0	4
분기별건수	5건			2건			3건			6건		

[예시] 지표결과 보고서

OOOO년 O분기 지표결과 보고서

<table>
<tr><td rowspan="2">부서명</td><td rowspan="2">의료질관리팀</td><td>담당자</td><td>OOO</td><td rowspan="2">연락처</td><td rowspan="2">OOO-OOOO</td></tr>
<tr><td>부서장</td><td>OOO</td></tr>
</table>

<table>
<tr><td>지 표 명</td><td colspan="4">환자 확인율</td></tr>
<tr><td rowspan="3">지표 정의</td><td>분 자</td><td colspan="3">두 가지 이상의 환자 정보를 이용하여 환자 확인을 시행한 건수</td></tr>
<tr><td>분 모</td><td colspan="3">환자 확인 시행 시점의 환자 확인 총 관찰 건수</td></tr>
<tr><td>제외 대상</td><td colspan="3">■ 없음
□ 있음( )</td></tr>
<tr><td>목표</td><td>목 표</td><td colspan="3">환자 확인율 98.6% 이상</td></tr>
<tr><td>분석 도구</td><td colspan="4">■ 런차트 ■ 막대그래프 □ 관리도 □ 히스토그램 □ 원그래프
□ 기타( )</td></tr>
<tr><td>분석 주기</td><td colspan="4">□ 매월 ■ 분기 □ 반기 □ 연 1회 □ 기타( )</td></tr>
<tr><td>보고 주기</td><td colspan="2">□ 매월 ■ 분기 □ 반기 □ 연 1회
□ 기타( )</td><td>QI팀 제출</td><td>■ 유 □ 무</td></tr>
<tr><td>조사 기간</td><td colspan="4">OOOO년 OO월 OO일 ~ OOOO년 OO월 OO일</td></tr>
<tr><td>결과</td><td>결과값</td><td colspan="3">

<table>
<tr><td rowspan="2">구분</td><td colspan="4">OOOO년</td></tr>
<tr><td>1분기</td><td>2분기</td><td>3분기</td><td>4분기</td></tr>
<tr><td>분자</td><td></td><td></td><td></td><td></td></tr>
<tr><td>분모</td><td></td><td></td><td></td><td></td></tr>
<tr><td>값(%)</td><td></td><td></td><td></td><td></td></tr>
</table>

</td></tr>
</table>

그래프

1. 환자 확인율(%)

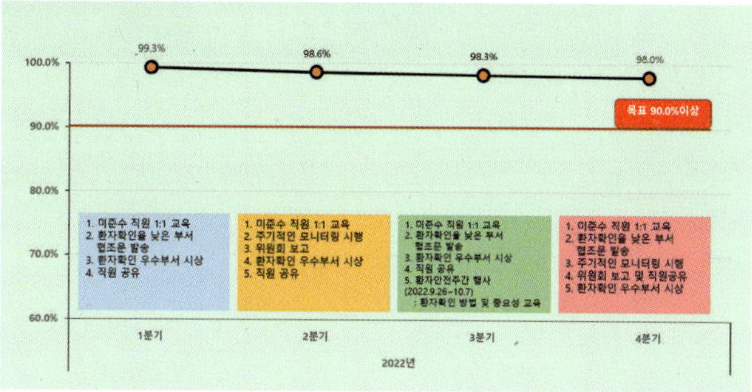

2. 직종별 환자 확인율(%)

구분	0000년			
	1분기	2분기	3분기	4분기
의사(교수)				
의사(인턴)				
간호사				
전담간호사				
의료기사				
간호조무사				
약사				
행정				
배식				
조무원				

3. 시행 시점별 환자 확인율(%)

구분	0000년			
	1분기	2분기	3분기	4분기
진료				
처치 및 시술 전				
검체 채취				
환자 이송				
투약				
혈액, 혈액제제 투여				
검사 시행				
접수				
수납				
배식				
설명				

4. 부서별 환자 확인율(%)

연번	부서명	환자 확인율	연번	부서명	환자확인율
1	외래(2층)		13	내시경실	
2	외래(3층)		14	심장초음파, 운동부하	
3	외래(4층)		15	진단검사의학과	
4	외래(5층)		16	CT실,MRI실,일반촬영,초음파	
5	52병동		17	물리치료실	
6	62병동		18	약국	
7	75병동		19	원무 심사팀(접수, 수납)	
8	85병동		20	건강증진실	
9	중환자실		21	심혈관 조영실	
10	응급실, 주사실		22	전담간호사	
11	수술실		23	영양팀	
12	인공신장실		24	인턴	
전체 환자 확인율					

결과 분석	

개선 활동	
	1. 환자 확인 모니터링 시 환자 확인 미준수 직원에 대한 1:1 교육 실시 가. 정확한 환자 확인 시점 나. 정확한 환자 확인 방법 2. 환자 확인율이 낮은 직종과 부서에 개선요청(0000.00.00) 3. 주기적인 환자 확인 모니터링 시행 4. 환자안전위원회 및 질향상위원회 보고 및 결과 공유 5. 그룹웨어 직원공유 게시판을 통한 공유 6. 환자 확인 우수부서 시상

5. 직원공유

경영진 보고

- 환자안전위원회, 질향상위원회
- 회의결과 공식 통보 및 개선 추진
- 다음 회의 때 진행 결과 보고

관련부서 / 직원과의 공유

- 게시물, 포스터, 그룹웨어
- 결재문서 공람
- 직원교육

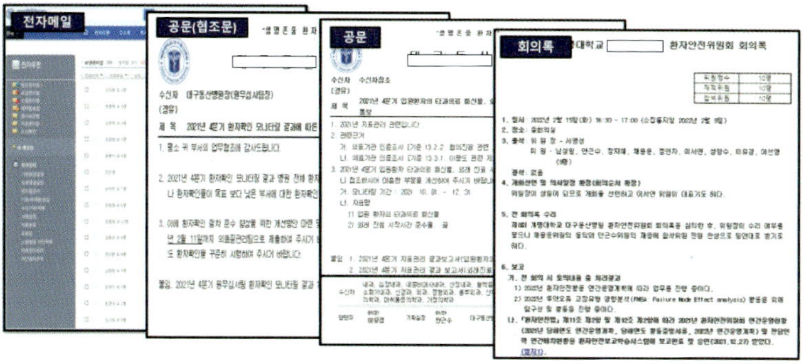

6. 지표결과에 따른 개선 활동

가. 직원교육

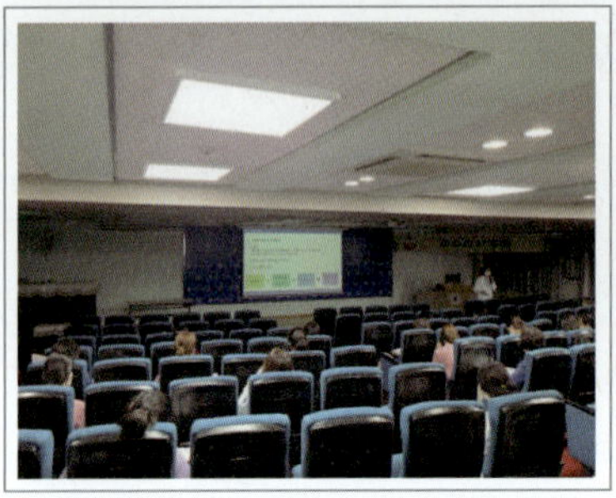

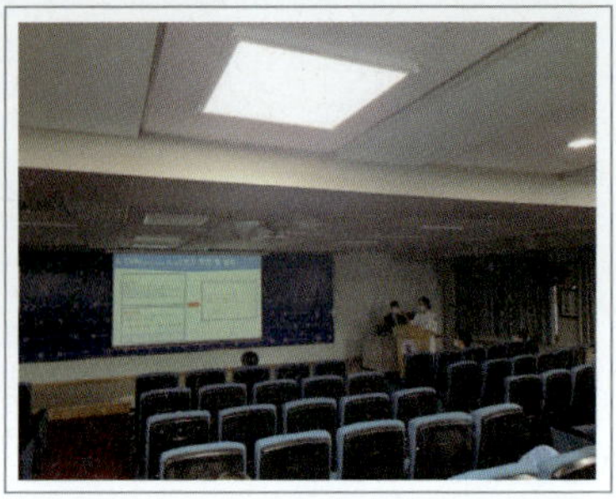

나. 시설 및 환경개선

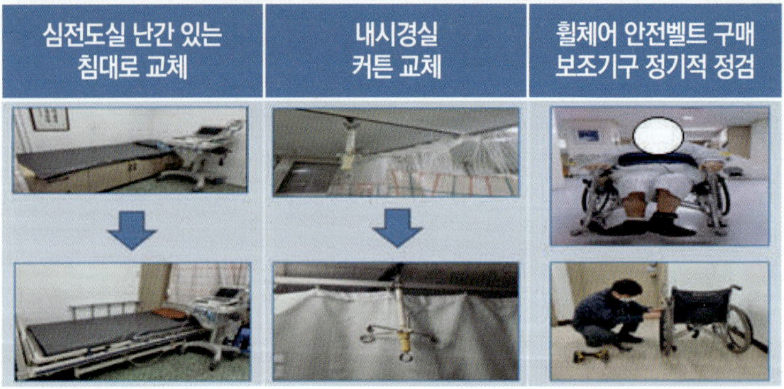

[예시] 지표 개선 활동 결과 보고서

(　　)분기 지표 개선 활동 결과

부서명	의료질관리팀	담당자	000	연락처	000-0000
		부서장	000		

지 표 명	진단검사 이상 검사 결과 보고(CVR) 기준시간 준수율
교육 대상	전체 의료진
교육 일자	0000년 0월 0일
교육 시간	00:00 ~ 00:00
교육 장소	000
교육 내용	1. 2022년 4분기 진단검사 이상 검사 결과 보고(CVR) 기준시간 준수율 결과 공유 2. CVR 보고 방법 및 절차 3. CVR 결과 확인 방법
교육 사진	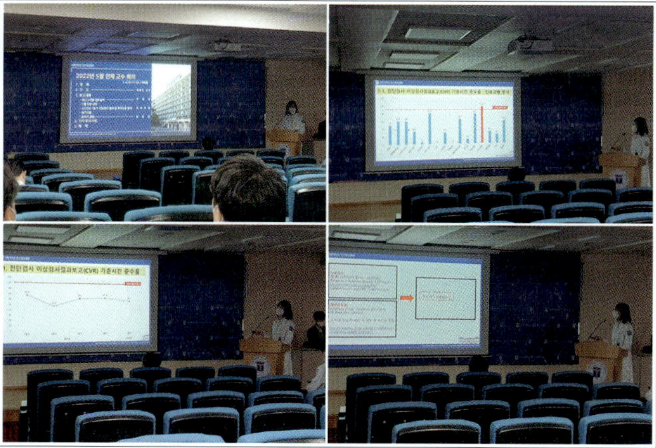

지표관리 바인더

1. 지표 제목

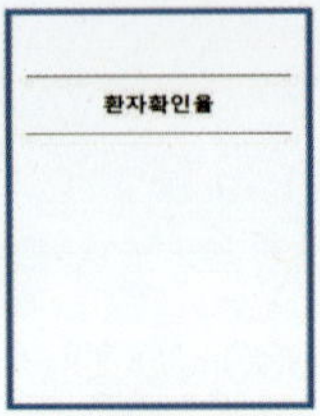

2. 연도

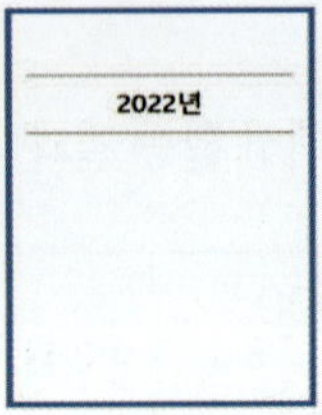

3. 지표관리 정의서

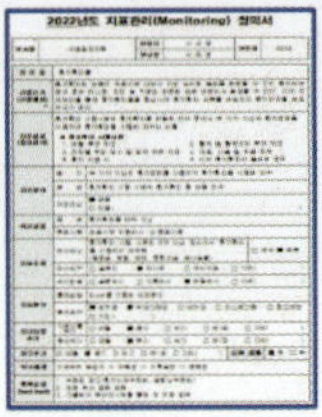

4. 분기

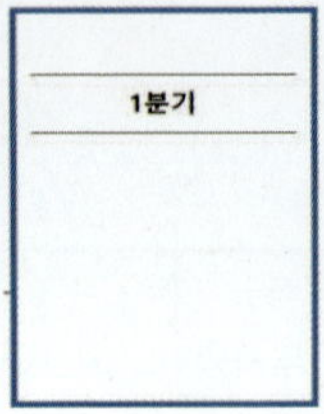

5. 결과보고서

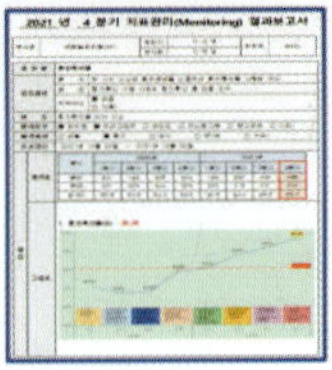

6. 근거자료(공문, 회의록, 교육자료 등)

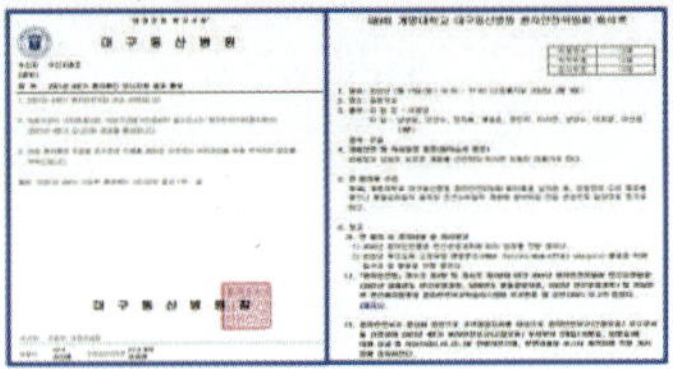

[예시] 의료기관인증평가 급성기병원 4주기 13장 성과관리에 따른 지표 목록

지표 목록

연번	구분	인증기준	지표명	관리부서
1	환자 안전 영역	13.1.1	환자 확인율	의료질관리팀
2		13.1.2	안전한 처방 관리	의료질관리팀
3		13.1.3	마취유도 전 타임아웃(Time out) 시행률	수술실
4			ESD(점막 하 박리술) 시술 전 타임아웃(Time out) 시행률	소화기 내시경실
5			수술/시술 부위 표시 관리	병동 간호팀
6		13.1.4	낙상 관리	의료질관리팀
7		13.1.5	손위생 수행률	감염관리실
8		13.1.6	욕창 관리	의료질관리팀
9		13.2.1	구두 처방 관리	의료질관리팀

연번	구분	인증기준	지표명	관리부서
10	진료 영역	13.2.2	중심정맥관 관련 혈류 감염 발생률[1,000기구-명-일당]	감염관리실
11			요로 카테터 관련 요로 감염 발생률[1,000기구-명-일당]	감염관리실
12			인공호흡기 관련 폐렴 발생률[1,000기구-명-일당]	감염관리실
13		13.2.3	회복실 환자 퇴실 평가 관리	마취통증의학과
14		13.2.4	입원환자의 타과의뢰 회신율	의료질관리팀
15		13.2.5	심폐소생술(CPR) 지표관리	심폐소생위원회
16		13.2.6	진단검사 이상 검사 결과 보고(CVR) 기준시간 내 확인율	진단검사의학과
17			응급실 환자 응급 검사 결과 보고 소요 시간(TAT) 기준 충족률	진단검사의학과
18		13.2.7	특수 영상 검사 결과 보고 소요 시간(TAT) 기준 충족률	영상의학과
19			영상 검사 이상 검사 결과 보고(CVR) 기준시간 내 확인율	영상의학과
20		13.2.8	병리검사 이상 검사 결과 보고(CVR) 기준시간 내 확인율	진단검사의학과
21		13.2.9	마취 전 상태평가(PAAR) 작성률	마취통증의학과
22		13.2.10	혈액 폐기율	진단검사의학과
23		13.2.11	응급실 환자의 재실 시간 관리	응급실
24		13.2.12	모유 수유 시행률	신생아실
25		13.2.13	비 예측 사망률	의료질관리팀
26		13.2.14	의약품 재불출률	약제팀
27			조영제 부작용 관리	영상의학과
28		13.2.15	미완결 의무기록 잔여율	원무팀
29	관리 영역	13.3.1	외래 진료 시작 시각 준수율	의료질관리팀
30			퇴원 예고율	원무팀
31			외래 예약 부도율	외래간호팀
32		13.3.2	의료수익 대비 재료비 비율	운영팀
33		13.3.3	정규직 간호사 이직 관리	간호부
34		13.3.4	직원교육 관리	운영팀
35		13.3.5	직원 혈액 및 체액 감염 노출 보고 건수	감염관리실
36			직원건강검진 수검률	운영팀
37			직원안전사고 관리	시설팀
38		13.3.6	환자 만족도	의료질관리팀

*의료기관별로 상이할 수 있음

[예시] 분기별 지표관리 결과 보고

영역	지표명	세부 지표명	관리부서	분석 주기	2022년 목표
환자 안전	환자 확인 관련	환자 확인율	의료질관리팀	분기	90.0%↑
	의사 소통 관련	구두/전화처방 후 24시간 이내 의사처방 완수율	의료질관리팀	분기	100%
		구두/전화처방 상황 준수율		분기	90.0%↑
		구두/전화처방 절차 준수율		분기	의사:90.0%↑
					간호사:90.0%↑
	수술/시술 부위 표시 관리	수술/시술 부위 표시 시 환자 참여율	병동간호팀	반기	100%
		수술/시술 부위 표시 시 의사 설명률		반기	100%
		수술/시술 부위 표시 방법 준수율		반기	100%
	낙상 관련	낙상 발생 보고율 [1,000 재원 일당]	의료질관리팀	분기	0.40‰↓
		낙상으로 인한 상해율		분기	4.0%↓

〈 ↑ : 목표 달성, ↓ : 목표 미달성 〉

2022년								개선 활동
1분기		2분기		3분기		4분기		
결과값	달성 여부	결과값	달성 여부	결과값	달성 여부	결과값	달성 여부	
	↑		↑		↑		↑	1. 낮은 부서 개선요청 2. 환자 확인 미시행 시 1:1 현장 교육 시행
	↑		↑		↑		↑	1. 교수회의 시 안전한 처방 교육 실시 2. 관련 부서 결과 환류
	↓		↓		↓		↓	
	↑		↑		↑		↑	
	↑		↑		↑		↑	
			↑				↑	1. 수간호사 회의 시 공지 2. 그룹웨어 직원공유
			↑				↑	
			↑				↑	
	↑		↓		↑		↑	1. 낙상 예방 활동 협조문 발송 2. 간호부 교육 요청
	↓		↓		↑		↓	

참고문헌

○ 계명대학교 대구동산병원 인증규정

○ 계명대학교 대구동산병원 EMR 서식

○ 의료기관평가인증원 홈페이지(https://www.koiha.or.k)

○ 환자안전 보고학습시스템 홈페이지(https://www.kops.or.kr)

○ AHRQ. http://ahrq.gov

○ 대한환자안전질향상간호사회 근본원인 분류체계 개발 위탁연구 결과보고서 V3

○ 급성기병원 4주기 인증기준집 및 표준지침서

○ 2019년 QI전담자 교육과정 환자안전방법론(FMEA) 한국 QI간호사회

○ 김은경 외, 2021, 환자안전의 이해, 현문사

○ 김효선 외, 2023, 환자안전 안내서, 포널스

○ 김복남 외, 현장전문가가 쓴 환자안전실무지침서, 현문사, 2016

○ 대한병원협회, 환자안전 전담인력 보수교육자료, 2023

○ 후지타 가쓰토시, 2022, 피터드러커 어떻게 경영할 것인가, 비즈니스북스

○ 보건복지부.질병관리본부(2017), 제355회 임시국회 현안보고

○ 박현진(2017), 간호사들의 의료기관인증제에 대한 인식이 환자안전관리활동에 미치는 영향. 전남대학교 보건학 석사학위 논문

○ 이순교(2015),한국형 환자안전문화 측정도구 개발 및 평가. 중앙대학교 간호학 박사학위 논문

○ 정복희(2016), 수술환자안전문제 해결을 위한 행위연구, 계명대학교 간호학과 박사학위 논문

○ 진달래(2022), 종합병원 간호사의 환자안전사고 보고 행위 관련 연구. 중앙대학교 간호학과 박사학위 논문

○ 김미영(2018),정형외과 병원 간호사의 환자안전문화 증진을 위한 실행연구, 경상대학교 간호학과 박사학위 논문

참고도서

· 간호사연구소(2022). **간호사 면접 보다**. 포널스

· 간호사연구소(2022). **간호 알고리즘 2판**. 포널스

· 간호사연구소(2022). **간호사가 말하는 간호사 자소서 쓰다.** 포널스

· 간호사적응연구소(2022). **의학용어 알고리즘**. 포널스

· 간호사적응연구소(2023). **약물작용기전노트 내과약물편**. 포널스

· 간호사적응연구소(2023). **약물작용기전노트 외과약물편**. 포널스

· 간호사적응연구소(2023). **임상매뉴얼 2권 질환별A to Z**. 포널스

· 간호사적응연구소(2023). **임상매뉴얼 3권 건강사정**. 포널스

· 강윤숙 외(2019). **간호지도자론 2판**. 포널스

· 권수민(2021). **간호사 바라던바다**. 포널스

· 김경숙(2019). **간호사라는 이름으로**. 포널스

· 김나제스다, 조현(2021). **소통 국제 의학용어집**. 포널스

· 김명애(2020). **널스브랜딩**. 포널스

· 김미연(2019). **국제간호사 길라잡이**. 포널스

· 김민지 외(2019). **간호사 독서모임 해봤니?**. 포널스

· 김별아(2022). **수술실 별샘 1권**. 포널스

· 김별아(2022). **수술실 별샘 2권**. 포널스

· 김보준(2019). **사막을 달리는 간호사**. 포널스

· 김소미(2022). **국제간호사 사우디,조지아편**. 포널스

· 김수연, 알엔지야(2023). **정맥주사 내비게이션권수민**. 포널스

· 김지혜(2021). **신규 간호사 24시-오답노트-**. 포널스

· 김진선(2020). **워킹 간호사**. 포널스

· 김형숙외 2인(2023). **임상간호테크 입문서**. 포널스

· 노은지(2019). **신규 간호사 안내서**. 포널스

· 모형중 외(2019). **예비간호사 수다집**. 포널스

· 모형중, 김지현(2020). **콜라보 핵심간호술**. 포널스
· 삼성서울병원 간호본부(2020). **간호사, 행복한 프리셉터 되기**. 포널스
· 손인혜(2021). **간호부**. 포널스
· 손지완(2022). **감정을 돌보는 간호사**. 포널스
· 송상아(2022). **낭만 간호사**. 포널스
· 송원경(2021). **국제간호사 두바이편**. 포널스
· 신에스더(2022). **간호대학 생활백서**. 포널스
· 알엔지아(2021). **간호사 알엔지아의 병원이야기**. 포널스
· 암또(2021). **암또의 임상노트 Vol 1**. 포널스
· 암또(2021). **암또의 임상노트 Vol 2**. 포널스
· 여상은(2021). **수간호사 어때?**. 포널스
· 염진영(2021). **ARDMS 초음파사 탐구생활**. 포널스
· 유세웅(2020). **아이씨유 간호사-ICU**. 포널스
· 이정열(2019). **극한직업**. 포널스
· 이승희(2023). **간호사 1인분만 할게요**. 포널스
· 임진경(2021). **응급실간호사**. 포널스
· 장수향(2018). **뉴질랜드 간호사되기**. 포널스
· 전지선(2021). **슬기로운 인공신장실생활**. 포널스
· 전지선(2022). **슬기로운인공신장실 2권**. 포널스
· 정해빛나(2021). **국제간호사 미국편**. 포널스
· 정현선(2019). **간호사가 사는 세상**. 포널스
· 조원경(2019). **꿈을 간호하는 간호사**. 포널스
· 최영림(2021). **간호사, 대학원 완성하기**. 포널스
· 하민영(2023). **간호사 무드셀라 증후군처럼**. 포널스
· 한국간호대학남자교수회(2021). **포널스 임상매뉴얼**. 포널스
· 한동수(2021). **간호사 가이던스**. 포널스
· 홍지수외(2022). **크램북 벼락치기 임상간호매뉴얼**. 포널스